常见病中西医防治问答丛书

痴呆防治必读

刘　泰　梁　妮 / 主编

中国中医药出版社
·北　京·

图书在版编目（CIP）数据

痴呆防治必读 / 刘泰，梁妮主编 .—北京：中国中医药出版社，2020.6

ISBN 978 – 7 – 5132 – 4702 – 3

Ⅰ . ①痴…　Ⅱ . ①刘…　②梁…　Ⅲ . ①痴呆 – 防治 – 问题解答　Ⅳ . ① R749.1–44

中国版本图书馆 CIP 数据核字（2017）第 309813 号

中国中医药出版社出版

北京经济技术开发区科创十三街 31 号院二区 8 号楼

邮政编码　100176

传真　010–64405750

河北新华第二印刷有限责任公司印刷

各地新华书店经销

开本 880 × 1230　1/32　印张 7.75　字数 172 千字

2020 年 6 月第 1 版　2020 年 6 月第 1 次印刷

书号　ISBN 978 – 7 – 5132 – 4702 – 3

定价　35.00 元

网址　www.cptcm.com

社 长 热 线　010–64405720

购 书 热 线　010–89535836

维 权 打 假　010–64405753

微信服务号　zgzyycbs

微商城网址　https://kdt.im/LIdUGr

官 方 微 博　http://e.weibo.com/cptcm

天猫旗舰店网址　https://zgzyycbs.tmall.com

如有印装质量问题请与本社出版部联系（010–64405510）

《常见病中西医防治问答丛书》编委会

#《痴呆防治必读》编委会

主　编　刘　泰　梁　妮

副主编　刁丽梅　张青萍

编　委（按姓氏笔画排序）

王棕可　苏　晗　李小健　李天威

吴永钧　张元侃　张志伟　陈　炜

陈荣群　梁明辉　覃　琴　谭璐璐

前　言

随着整个社会人口老龄化的来临，老年人在人群构成比中的比例越来越重，作为老年疾病的老年痴呆已成为我们身边越来越常见的疾病。在西方国家，老年痴呆已成为老年人的第四大死因。到2050年，估计我国65岁及以上的老人占总人口的35%，其中老年性痴呆患者预计达到2500万。从这个数字可以看出，老年痴呆患者就在我们每个人的身边。患者不仅自身痛苦，还会给社会和家庭带来沉重负担，成为影响其发展的一个重要制约因素。医学上已经投入大量的人力与资金进行积极的基础研究与药物开发，但研究结果不容乐观，对于痴呆的关注与治疗必须提前到轻度认知功能障碍阶段。但资料表明，目前许多基层单位的医务人员和老百姓对该病认识不足，对老年痴呆的病因和发病机理方面了解较少；对就诊有羞耻感，诊断上有一定的盲目性，漏诊和误诊相当普遍；不知道如何用药规范；对药物治疗存在排斥；不知道如何进行饮食调理及康复锻炼；对长期治疗中患者出现的一些病情变化难以理解，未做及时的预防与就诊；对于合并精神症状的患者更是一筹莫展。面临这些问题，我们觉得有必要编辑一本手册，将多年工作中有关该病的生活和治疗经验，以及国内外研究动态介绍给广大医务人员和人民群众，为公众健康生活尽一份绵薄之力。本书从基础、治疗和调护三方面着手，每一部分均介绍有关中医及西医内容，采用问答方式，语言通俗易懂，浅显明了，力求使其所含知识得到最广泛的普及，惠及大众。

本书的主要读者对象为高年级医学生、见习医师、规培医师和进修医师，也适合广大民众阅读，增加痴呆防治知识，提高痴呆预防意识，提高痴呆防治水平。

本书编纂过程中得到广西中医药大学及第一附属医院各级领导的关心和支持，得到许多前辈、同道的热情鼓励和鼎力帮助，得到中国中医药出版社的指导和支持；本书参考引用了国内外部分医学专著和文献，在此一并表示诚挚谢意。

书中若有不足之处，请读者提出宝贵意见，以便再版时修订提高。

编者

2020 年 1 月

我是您的中医小助手
微信扫描上方二维码
加入悦读·中医圈
「有声书·读者交流·线上课堂」

目 录 CONTENTS

一、基础篇

（一）中医基础

扫码听书

1. 中医是如何认识大脑的

答：脑为奇恒之腑。脑位于颠顶，为髓之海，外为头面，内为脑髓。《灵枢·海论》曰："脑为髓之海，其输上在于其盖，下在风府。"归纳为脑在颅骨内，上至天灵盖，下至风府穴的脑腔之中，脑腔内充满脑髓，脑髓外包脑膜。此与西医学脑的解剖相似。《灵枢·经脉》曰："人始生，先成精，精成而脑髓生。"《灵枢·五癃津液别论》曰："五谷之津液，和合而为膏者，内渗入于骨空，补益脑髓。"指出了脑和脊髓的生长发育有赖于先天肾精的化生，以及后天水谷精微的补充和营养。

脑的生理功能：①主宰生命活动；②主精神意识；③主感觉运动。《本草纲目》曰："脑者人身之大主，又曰元神之府""人身能知觉运动，及能记忆古今，应对万物者，无非脑之权也。"总之，脑实则神全。脑虽为元神之府，但脑隶属于五脏，脑的生理病理与五脏休戚相关，故脑之为病亦从脏腑论治，其关乎于肾又不独责于肾。对于精神意识思维活动异常的精神情志疾病，绝不能简单地归结为心藏神的病变，而与其他四脏无关。对于脑的病变，也不能简单地仅仅责之于肾，而与其他四脏无关。

2. 人为什么会衰老

答：人之所以会衰老，中医对此现象的认识有四大观点。

（1）肾虚衰老说。衰老因于肾虚，这是《黄帝内经》的观点。《黄帝内经》认为人的生、长、壮、老、已与肾气的盛衰有密切关系，从而认为导致衰老的根本原因在于肾的虚衰。肾虚分为肾阴虚、肾阳虚两大类。肾阴虚和肾阳虚都可导致衰老，而肾阳虚更易引起衰老。因为肾是先天之本，五脏之本，所以《黄帝内经》认为肾虚是导致衰老的主要根源。

（2）脏虚衰老说。人体的五脏心、肝、脾、肺、肾功能衰退都易导致衰老。《黄帝内经》认为，人体在40岁以后，每隔十年将有一脏的脏气衰老，如50岁肝始衰、60岁心始衰、80岁肺始衰等。除肾虚是引起人体衰老的主要根源外，脾虚是导致人体衰老的又一主要原因。因为脾为后天之本，脾胃虚弱是气血虚的主要根源，所以保护脾胃也是抗衰老的一项重要措施。

（3）阴阳失调衰老说。《周易》认为，阴阳相互作用是万事万物运动的根本，八卦和太极图都表明，阴阳运动维持着动态的相对平衡，正常的平衡被破坏就会招致精气神失调而产生衰老。《黄帝内经》认为，阴阳是万物生杀的根本（“阴阳者，生杀之本始”），并认为阴阳是生命的根本（“生之本，本于阴阳”）。所以阴阳平衡则健康长寿，阴阳失衡则生病衰老。

（4）气血虚衰老说。中医学认为，气血充足则健康长寿，气血虚则生病、衰老。因为气血是精气神的根本，五脏六腑之源，气血虚衰必然导致五脏六腑功能衰减而出现衰老，所以中医十分注重气血的保养。

3. 人老了都会“糊涂”吗

答：传统观念认为，人上了岁数必然会智力衰退，记忆力下降。进入花甲古稀之年后，真的就要变糊涂了吗？回答是否定的。科学家通过研究证明，人愈老愈聪明，“第二黄金时代”依然璀璨夺目。研究还发现，老年人的脑细胞会收缩，但不会大量死亡。当然，有些老年人也会出现记忆力下降现象，但也不是所有的记忆力都下降。在集中注意或计数能力等方面，多数人可长期保持健全的记忆力。例如对太极拳的一招一式，或骑自行车等“程序性记忆”是不会受年龄增长而忘记的。陈士铎《辨证录》立有“呆病门”，认为“大约其始也，起于肝气之郁；其终也，由于胃气之衰”，可以看出，痴呆的起病不仅仅是因为年龄的增加。

4. “老糊涂”是病吗

答：孙思邈在《千金翼方》中说：“人五十以上阳气始衰，损与日至，心力渐退忘前失后，兴居怠惰。”日常说的“老糊涂”，实际上是老年人一种不正常的现象，多是指刚刚发生的事情易遗忘，即近事遗忘，经常是由于学习能力下降所致。近期记忆衰退，近事遗忘是老年性痴呆的早期症状，如果同时出现神情淡漠、爱发脾气、自私等情况，需要警惕老年性痴呆。从医学上说，老年性痴呆也叫阿尔茨海默病，多发于65岁以上。通常情况下，老年性痴呆分为三个阶段：早期持续3～5年，中期持续5年，晚期到死亡大概3～5年。这就是说，老年性痴呆的平均寿命是10年。如果老年性痴呆患者在早期，很多以前的事情已经记不起来了，有可能是已到老年痴呆的中期。

所以“老糊涂”很可能是老年痴呆的早期表现，我们需要及早发现，及早诊治。

5. 痴呆是什么

答：痴呆多由髓减脑消或痰瘀痹阻脑络，神机失用而引起的在无意识障碍状态下，以呆傻愚笨、智能低下、善忘等为主要临床表现的一种脑功能减退性疾病。轻者可见神情淡漠，寡言少语，反应迟钝，善忘等；重者为终日不语，或闭门独居，或口中喃喃，言辞颠倒，或举动不经，忽笑忽哭，或不欲食，数日不知饥饿等。王清任《医林改错·脑髓说》中“高年无记性者，脑髓渐空”，指的是老年性痴呆的早期症状——记忆力减退。另外，古人在中风与痴呆的因果关系方面也早有认识。《素问·调经论》曰：“血并于下，气并于上，乱而喜忘。”《临证指南医案》指出：“中风初起，神呆遗尿，老人厥中显然。”《杂病源流犀烛·中风》进而指出“有中风后善忘”，是中医较早有关血管性痴呆的记载。《左传》对本病也有记载，曰：“成十八年，周子有兄而无慧，不能辨菽麦，不知分家犬”“不慧，盖世所谓白痴。”描述的现象与先天发育不良所致的智能下降一致。

6. 中医的痴呆对应的西医疾病是什么

答：中医的“呆病”“白痴”“愚痴”“神呆”都属于“痴呆”。中医的痴呆相当于西医学诊断的老年性痴呆、脑血管性痴呆及混合性痴呆、代谢性脑病、中毒性脑病、脑叶萎缩症、正压性脑积水、脑淀粉样血管病等。小儿先天发育不良也有类似症状。继发于艾滋病、梅毒、变性性神经系统疾病的认知功能下降也属于这个范畴。但人们多数熟知的是老年性痴呆，就是阿尔茨海默病，近年来随着脑血管病的增多，血管性痴呆也逐渐为人们所关注。

7. 人老了就会痴呆吗

答：脑为元神之府，神机之源，一身之主，而肾主骨生髓通于脑。“人五十以上阳气始衰，损与日至，心力渐退忘前失后，兴居怠惰”，老年人肝肾亏损或久病血气虚弱，肾精日亏，则脑髓空虚，心无所虑，精明失聪，神无所依而使灵机记忆衰退，出现迷惑愚钝，反应迟钝，从而患痴呆病。《素问·灵兰秘典论》曰：“心者，君主之官也，神明出焉。”《灵枢·天年》曰：“六十岁心气始衰，苦忧悲。”年迈久病损伤于中，或情志不遂木郁克土，或思虑过度劳伤心脾，或饮食不节损伤脾胃，皆可致脾胃运化失司，气血生化乏源。心之气血不足，不能上荣于脑，神明失养则神情涣散，呆滞善忘。年龄是老年性痴呆的重要影响因素，老年人一定要警惕痴呆的发生。

8. 记忆力下降是痴呆前兆吗

答：记忆力降低不是自然现象，糊涂是疾病的结果，如脑血管障碍会引起认知、记忆功能障碍。老年痴呆是静悄悄的疾病，没有痛痒等明显症状，早期只是出现记忆力降低、健忘等症状，很多患者误认为这是正常的衰老，以致就诊率极低，常使患者错过有效治疗机会。记忆力下降不等于老年痴呆，也有可能是全身性疾病引起的注意力下降、良性健忘症、假性痴呆或者老年抑郁等疾病，但老年痴呆的前期症状之一就是记忆力下降。因此应及早给予干预治疗。专家们建议老年人要多运动，尤其要多动脑。社会及家庭也应关注老年人的精神生活，因为孤独是造成老年痴呆的重要原因之一。

关注记忆力减退有助于老年痴呆的早发现，早治疗。老年痴呆越早治疗效果越好。老年痴呆的早期发现与早期治疗，可以以较少的费用，取得较好的效果。因此当你身边的老人出现记忆力减退、反应迟钝、丢三落四、神情淡漠、唠叨多疑等现象时，不要以为是正常的老态，应及时找专业医师诊治。

9. 哪些情况容易演变为痴呆

答：明代《景岳全书·杂证谟》有“癫狂痴呆”专篇，指出本病由多种病因渐致而成，常以内因为主，容易发病的人群有以下几种：

（1）体弱的老年人。痴呆多是因老年精气亏虚，渐成呆傻。虚者多因气血不足、肾精亏耗，导致脑减髓消，脑髓失养；实者常见痰浊蒙窍、瘀阻脑络、心肝火旺，终致神机失用而致痴呆。

（2）因情志失调、外伤、中毒等引起气血逆乱，导致痴呆。《素问·调经论》曰：“血并于下，气并于上，乱而喜忘。”

（3）中风后的患者。《临证指南医案》指出：“中风初起，神呆遗尿，老人厥中显然。”《杂病源流犀烛·中风》进而指出“有中风后善忘”，是中医较早有关中风所致痴呆的记载。

10. 情志因素为何是痴呆的潜伏因素

答：肝主疏泄，条畅情志。情志不舒，则肝气郁结，气郁则生痰，痰浊蒙蔽神窍，神明失聪，神机不用，逐渐发为痴呆。陈士铎《辨证录》“呆病门”，认为“大约其始也，起于肝气之郁；其终也，由于胃气之衰”。可见情志不舒，肝气郁结是痴呆的潜伏因素，它很大程度地影响着痴呆的发生和发展。因此孤独是造成老年痴呆的重要原因之一，退休人群和“空巢老人”是痴呆人群的一大来源。

11. 为什么常发脾气的人更容易患痴呆病

答：常发脾气的人易情志相激，七情内伤，肝气郁滞，气滞则气机不畅，推行无力，或生血瘀或生痰湿，诸气怫郁，五脏六腑之气亦难生发，血瘀、痰湿互结，又能阻滞气机，气机郁遏，郁而为火；各种病理产物相互作用于神窍，脑髓失养，神机失用，发为痴呆。另有年老肾虚，水不涵木，复又肝郁化火，肝火上炎；或水不济火，心肾不交，心火独亢，扰乱神明，故易生痴呆。所以性格急躁的人随着年龄增长，痴呆发病的概率也在增加。

12. 为什么易受惊吓之人易患痴呆

答：《素问·阴阳应象大论》说：“人有五脏化五气，以生喜怒悲忧恐。”情志与五脏的对应关系是心在志为喜，肝在志为怒，脾在志为思，肺在志为忧，肾在志为恐。人有喜、怒、思、忧、恐五种情绪，中医把它们称为五志。按照阴阳五行的说法，恐与五脏里的肾同属一行，恐属肾。恐属肾有两方面的意思，一方面是说恐能伤肾，比如我们通常说的“吓得尿裤子”，就是恐伤肾的表现。恐惧使肾受到伤害，肾控制水液正常代谢的功能出现异常，控制不住小便的正常排泄。另一方面是说恐惧是肾虚的表现，如果一个人无缘无故地有恐惧的感觉，往往说明有肾虚的问题。无缘无故的害怕，中医称为“善恐”，不仅与胆有关，其实与肾虚也有关系。

中医学认为：“肾主骨，生髓，通于脑。肾怯，神不足。”中医所说的髓指的是髓质，可以说是脑实体的组成部分。髓体的形成依靠心、肝、脾、肺、肾五脏协调工作，体内阴阳平衡，使我们进食的五谷杂粮、鱼、肉、蛋、奶、菜蔬果品化为生命的支撑物质血和髓。肾精不足，则脑髓空虚，神无所归，发为痴呆。故《医方集解·补养之剂》指出：“人之精与志皆藏于肾，肾精不足，则志气衰，不能上通于心，故迷惑善忘也。”《医学心悟》更是明确指出“肾主智，肾虚则智不足”。《医林改错》亦云：“高年无记性者，脑髓渐空。”可见，肾精亏虚、髓海不足是形成痴呆的根本原因。

肾虚者善恐，善恐是肾虚的一种表现，而肾虚的人易发痴呆。所以易受惊吓的人易患痴呆。

13. 痴呆发病与地域有关吗

答：通过对以往文献的分析，可以证实，中国老年痴呆发病率有明显的地域差别，北方高于中部，中部高于南部，南部略高于香港、台湾。中国60岁以上人群的发病率分别为北部5.1%，中部4.4%，南部3.9%。

导致地区差别明显的原因非常多，非常复杂。其一，可能是与新鲜蔬菜水果的摄入量有关，越往北新鲜蔬菜水果的年摄入量越低。其二，可能的原因是烹饪方式的差别，一般北方做菜，油、盐放得多，油炸的多。南方讲究炒菜，要求鲜、嫩。这两个因素最终与摄入的维生素和抗氧化剂有关。第三，北方温度低，有利于提高食欲，胖子多。南方温度高，吃得少，胖子少。不少文献认为，能量的过度供应和氧化游离基的大量产生与老年痴呆有关。为什么港台地区的发病率略低于南方，有学者认为饮食不是主要因素，可能原因是人群密度，或者说人群拥挤度。港台地区的人口密度远高于大陆。人群拥挤度越高，与各种不同人之间的交流频率就越高，各种意外事件的概率增加，交流的复杂程度增加，人们不得不经常使用大脑的各个不同区域，降低了老年痴呆发病率。这与某些职业不易得老年痴呆一致，比如商人、不退休的政界人士等。热心帮助别人、喜爱交朋友的人、常打麻将的人也不易得。中国的研究证实，中国农村的老年痴呆发病率高于城市。这佐证了人之间的交流频率，交流时的复杂程度，影响老年痴呆发病率。

14. 痴呆与饮食有关系吗

答:《石室秘录》云:“痰气最盛，呆气最深。”久食肥甘厚味，或饮食偏嗜，易肥胖而痰湿内盛；或痫、狂久病积劳，均可使脾失健运，痰湿上扰清窍，脑髓失聪而致痴呆。饮食不节，损伤脾胃，遂生痰湿，痰湿蒙蔽清窍，故易发痴呆。可见痴呆的发生是与饮食有很大关系，俗话说“脑满肠肥”不无道理。

老年痴呆的发病机理复杂，病因尚不十分清楚，但饮食作为一种干预措施，可以影响老年痴呆的病情发生和发展，影响痴呆患者的生存质量。人群研究发现，均衡适量的营养摄入能够预防认知功能衰退，而过度营养或营养不足则可能引起认知功能的衰退。饮食干预作为相对安全和容易实现的方法来对抗老年痴呆，是值得探究的一个方向。对已患老年痴呆的患者，通过基本的饮食照顾干预，确实能够提高患者的生存质量，可为照顾痴呆老人提供依据。因此，饮食又是痴呆治疗调护的一个重要手段。

15. 肥胖人群易患痴呆吗

20 世纪 70 年代有一项试验研究发现了肥胖与痴呆的关系。参与者 1000 多人，在 40 ～ 45 岁，检测了受试者肥胖程度，并对受试者追踪 20 年之久，发现其中 700 多名受试者出现了痴呆症状。统计数字显示，肥胖者的老年痴呆发生率增高，女性肥胖者的痴呆发生率高于男性。如今肥胖增多化，年轻化，肥胖不仅给身体造成负担，引发多种疾病，还对大脑造成伤害，给疾病治疗造成困难，导致生活质量下降，累及家人。所以医学专家对体重超标者提出忠告：管住嘴，多运动，严格控制体重。

16. 痴呆的共有特征是什么

答：痴呆临床表现纷繁多样，以渐进加重的善忘前事、呆傻愚笨及性情改变为共同特征。

（1）善忘往往是最早出现的症状，并逐渐加重。初期可见对近日发生的事情记忆不清；平时经过的事情似是而非，记忆不全，经常不自觉虚构而被认为是说谎，进而发展为远近记忆能力均减退，甚至不能记起自己的年龄、出生年月。

（2）呆傻愚笨表现为表情淡漠，对周围的事漠不关心；反应迟钝，不能进行简单的数字计算；动作笨拙，不能生活自理，时常穿错衣服、系错纽扣等。

（3）性情改变，情绪变化无常，不能自控。或者抑郁，独处，寡言少语；或者精神亢奋，举动异常，哭笑无常，言语颠倒。较重的表现为攻击行为、妄想、幻视幻听等。

17. 痴呆的特征之“善忘”和“健忘”是同一回事吗

答：“善忘”——中医病名，相当于西医学的痴呆病。人们常与“健忘”相混淆。如何鉴别“善忘”和“健忘”，是提早发现和鉴别痴呆病的前提。两者具体区别有如下几点：

（1）情绪变化：健忘老人有七情六欲；而痴呆老人的情感世界则变得“与世无争”，麻木不仁。

（2）生活能力：健忘老人虽会记错日期，有时前讲后忘，但他们仍能料理自己的生活，甚至能照顾家人；而痴呆老人随着病情加重，会逐渐丧失生活自理能力。

（3）认知能力：健忘老人虽然记忆力下降，但对时间、地点、人物关系和周围环境的认知能力丝毫未减；而痴呆老人却丧失了识别周围环境的认知能力，分不清上下午，不知季节变化，不知身在何处，有时甚至找不到回家的路。

（4）思维变化：健忘老人对记忆力下降相当苦恼，为了不致误事，常记个备忘录；而痴呆老人毫无烦恼，思维越来越迟钝，言语越来越贫乏，缺乏幽默感，反应迟缓。是否语言丰富，幽默多彩，是区别生理健忘和痴呆的重要标志之一。

18. 痴呆的特征之“呆傻愚笨”有什么表现

答：“呆傻愚笨”有如下表现：

（1）记忆障碍：常为首发症状，早期以近记忆力损害明显，随病情进展远记忆力也受损。表现为对刚发生的事、刚说过的话不能记忆，忘记熟悉的人名，而对年代久远的事记忆相对清楚。

（2）认知障碍：特征性认知障碍随着病情进展逐渐出现，表现为掌握新知识和社交能力下降，并随时间的推移而加重。严重时出现定向力障碍，先出现时间再出现空间定向力障碍，此时患者经常迷路，甚至在自己非常熟悉的环境中也不能顺利到达想去的地点。

（3）精神症状：处于疾病早期的患者，有较严重的抑郁倾向。随后患者开始出现人格障碍和精神症状，如妄想症、幻觉和错觉。偶见虚构现象，但常于起病后几年出现，且不明显。

（4）其他各种类型的失语、失用、失认、空间结构障碍，晚期逐渐出现锥体系和锥体外系症状，强握反射与吸吮反射阳性，或大小便失禁，癫痫发作。

19. 痴呆的特征之“性情改变”是怎么回事

答：患者早期可出现情绪不稳，在疾病演进中逐渐变性淡漠及迟钝。处于疾病早期的患者，有较严重的抑郁倾向。随后患者开始出现人格障碍和精神症状，如妄想症、幻觉和错觉。偶见虚构现象，但常于起病后几年出现，且不明显。有时情感失去控制能力，变得浮浅而多变。表现焦虑不安，抑郁消极，或无动于衷，或勃然大怒，易哭易笑，不能自制。部分患者可首先出现人格改变。通常表现为兴趣减少、主动性差、社会性退缩，但亦可表现为脱抑制行为，如冲动、幼稚行为等。

20. 中医如何确诊痴呆病

答：痴呆病的诊断要点：

（1）主要症状：以记忆近事及远事的能力减弱，判定认知人物、物品、时间、地点能力减退，计算力与识别空间位置结构的能力减退，理解别人言语和有条理地回答问题的能力障碍等为主要的症状。

（2）次要兼症：性情孤僻，表情淡漠，言语啰唆重复，自私狭隘，顽固固执，或无理由的欣快，易于激怒或暴怒。抽象思维能力下降，不能解释谚语、区别词语的相同点和不同点，还有伦理道德缺乏，不知羞耻等性格改变。

（3）起病隐匿，发展缓慢，渐进加重，病程一般较长。但也有少数病例起病较急。患者可有中风、头晕、外伤等病史。

（4）神经心理学检查，颅脑 CT、MRI、脑电图、生化检查等有助于诊断。

21. 痴呆病情较轻者的表现是什么

答：痴呆轻者可见神情淡漠，寡言少语，反应迟钝，善忘等。早期病情较轻的表现可认为是早期认知功能障碍，即轻微记忆丧失，常及短期记忆，存在有以下两项或者更多的情况：①到不熟悉的地方会迷路。②对贵重物品可能遗失或放错地方。③忘记已经吃过早饭。④不能长时间记住电话号码。⑤记忆新认识的人名有困难。⑥护理人员发现其回忆词语有困难。⑦阅读一本书或一篇文章后记住的东西很少。⑧同事发现其工作能力发生一定程度的障碍。⑨临床检查其存在注意力减退的可能。此类患者只有深入检查才能发现记忆力减退的客观结果，患者往往否认自己有工作能力和社交能力的减退，并伴有轻、中度的焦虑。

22. 中风与痴呆的区别与联系是什么

答：引起痴呆的病因众多，中风（脑卒中）是痴呆重要的危险因素。中风、脑部外伤后瘀血内阻，均可瘀阻脑络，脑髓失养，神机失用，发为痴呆。

根据有关资料显示，因高血压、动脉粥样硬化等疾病所致的脑血管病，如大片脑梗死、多发性脑梗死、皮质下白质脑病或出血性中风，有时病灶虽不大，但累及与认知功能有重要关系的部位如海马、边缘系统等，均可出现血管性痴呆。据有关资料报道，年龄≥60岁在中风后3个月出现痴呆的概率为16%～26%。在老年性痴呆中，西欧地区的血管性痴呆约占65岁以上老人痴呆的10%～20%；日本报道为30%～40%。故中风和痴呆关系非常密切。由于中风的病因可以防治，因此及早控制中风的危险因素，一旦发生中风就积极治疗，对防止或减轻痴呆等中风后遗症的发生和发展具有重要意义。

23. 中医的“郁病”是痴呆吗

答：不是。郁有广义、狭义之分。广义的郁包括外邪、情志等因素导致气、血、痰、食、火、湿等病机产物的滞塞和郁结；狭义的郁单指情志不舒为病因的郁。

郁病是以气机郁滞，脏腑功能失调而以心情抑郁，情绪不宁，胸闷胁胀，或易怒喜哭，或咽中有异物感等症为主要临床表现的一类病证。脏躁、梅核气等病证也属于本病范畴。郁病以情绪症状为主，痴呆以智能症状为主，不是同一种疾病。

24. 郁病与痴呆有什么区别

答：郁病是以情志抑郁不畅，胸闷太息，悲伤欲哭或胸胁、胸背、脘胁胀痛，痛无定处，或咽中如有异物不适为特征的疾病；主要因情志不舒、气机郁滞所致，多见于中青年女性，也可见于老年人，尤其是中风过后常并发郁病，郁病不一定有智能障碍症状。而痴呆可见于任何年龄，虽亦可由情志因素引起，但其以呆傻愚笨为主，常伴有生活能力下降或人格障碍，症状典型者不难鉴别。部分郁病患者常因不愿与外界沟通而被误认为痴呆，取得患者信赖并与之沟通后，仍可发现其智能正常，两者也能区别开来。

25. 中医的“文痴”是痴呆吗

答：“文痴”即癫证，是以沉默寡言、情感淡漠、语无伦次、静而多郁为特征的精神失常疾病，多见于西医学的“精神分裂症”等精神障碍性疾病。可因气、血、痰邪或三者互结为患，以成年人多见。痴呆则属智能活动障碍，是以神情呆滞、愚笨迟钝为主要表现的脑功能障碍性疾病。另一方面，痴呆的部分症状可自制，治疗后有不同程度的恢复；重症痴呆患者与癫证患者在临床症候上有许多相似之处，临床难以区分，CT、MRI 检查有助于鉴别。

26. 中医的“健忘”是痴呆吗

答：健忘是指记忆力差，遇事善忘的一种病症，与痴呆不同的是，健忘的表现是神志如常，知晓其事却容易忘记，但告知可忆起，多见于中老年患者。且由于外伤、药物所致健忘，一般经治疗后可以恢复。痴呆老少皆可发病，以神情呆滞或神志恍惚，不知前事或问事不知、告知不知晓为主要表现，虽有善忘但仅为兼伴症，其与健忘之“善忘前事”有根本区别。可见中医的“健忘”是不属于痴呆的。健忘可以是痴呆的早期临床表现，这时可不予鉴别，健忘病久也可转为痴呆，CT、MRI 检查有助于两者的鉴别。

27. 痴呆出现精神症状时与癫狂病有什么不同

答：精神症状是癫狂病患者（即精神分裂症或抑郁焦虑伴有精神症状者）发病的先兆症状。癫狂病患者发病前，一般有精神异常的先兆症状，也有不安、攻击、淡漠等精神症状，具体表现为：神情淡漠，沉默不语，或喜怒无常，坐立不安，睡眠障碍，彻夜不寐或嗜睡不寤，或有饮食变化，不食或食量倍增等，均应考虑癫狂病的可能，需进行精神科专科治疗。痴呆患者早期发病以记忆力、智能下降为主，后期中重度时期时可出现精神症状，及时就医，力争早期诊断、早期治疗以减轻症状。

28. 痴呆的病理因素有哪些

答：本病乃本虚标实之证，临床上以虚实夹杂多见。本虚者不外乎精神、气血、阴阳等正气的衰少；标实者不外乎受到气、火、痰、瘀等病理因素的影响。

29. 致病因素“虚”与痴呆有什么关系

答：虚，指肾精、气血亏虚，脑脉失养，阴精亏空，髓减脑消。此为痴呆的根本病机，贯穿整个病程。大量的实验和临床研究表明，老年肾虚者大多脑功能下降，大脑神经细胞减少，递质含量及递质受体数量均下降，内分泌功能紊乱，免疫功能下降，自身免疫和变态反应增加，体内自由基的容量及过氧化物随年龄增加而积累，而抗自由基损伤的物质如超氧化物气化酶 SOD 含量下降。这些变化说明肾虚是老年性痴呆的重要病因。以肾虚为主要病机，以补肾填精益髓为治疗大法组方遣药来延缓衰老，防治老年性痴呆，可以说是传统共识。不管病情如何变化，肾虚始终贯穿老年性痴呆的整个病程，是其最本质的特征。

30. 致病因素“痰”与痴呆有什么关系

答：痰，指阳虚水液不运行，内停为患，质浊者为痰。痰浊是痴呆的病理产物又是致病因素，痰浊中阻，蒙蔽清窍；痰火互结，上扰心神，推动了痴呆的发生发展。《石室秘录》就有“痰气最盛，呆气最深”“治呆无奇法，治痰即治呆也”的相关记载。化痰祛痰成为治疗痴呆的重要原则之一。

31. 致病因素“瘀”与痴呆有什么关系

答：瘀指瘀血阻痹，脑脉不通。肾虚是老年性痴呆发病的重要病理基础，瘀血是老年性痴呆发病的重要因素。瘀血既是病理产物又是致病因素，血瘀推动了老年性痴呆的发生发展。正常衰老过程本身就有血瘀证存在的潜在性。故瘀血内停也是痴呆发病的重要原因，瘀阻心脑则会心神不安、心悸失眠、健忘痴呆、神昏谵语。《血证论·瘀血》也说：“瘀血攻心，心痛、头晕、神气昏迷。”

32. 痴呆病的致病因素是一成不变的吗

答：痴呆病的病情发展过程并非一成不变，致病因素之间能相互转化。譬如，痰、瘀、火之间相互影响，相互转化，如痰浊、血瘀相兼而致痰瘀互结；肝郁、痰浊、血瘀均可化热，而形成肝火、痰热、瘀热，上扰清窍，耗伤津液；若进一步发展耗伤肝肾之阴，水不涵木，阴不制阳，则肝阳上亢，化火生风，风阳上扰清窍，使痴呆加重。

33. 为什么气滞、痰浊、血瘀化热后会加重痴呆病

答：气滞、痰浊、血瘀均可化热。气滞则肝郁，肝郁则化火，而形成肝火、痰热、瘀热，火性炎上，上扰清窍；或进一步发展耗伤肝肾之阴，水不涵木，阴不制阳，则肝阳上亢，化火生风，风阳上扰清窍，使痴呆加重。火邪具有燔灼炎上、耗气伤津、生风动血等特性。火热燔灼肝经，劫耗津血，导致经脉失养而肝风内动，此又称“热极生风”，出现高热神昏、四肢抽搐、

两目上视、角弓反张。火热之邪，迫血妄行，或灼伤脉络，引起各种出血的病症，如吐血、衄血、便血、尿血、皮肤发斑、崩漏等。火入于营血，扰乱心神，可出现心烦失眠或者狂躁不安、神昏谵语等病症。风为阳邪，其性开泄，具有升发、向上向外的特性。风性善行数变，具有发病急，变化快，病位行走不定，症状变幻无常的特性。《素问·风论》曰："风者善行而数变。"风性主动，致病多动摇不定。凡临床上的眩晕，震颤，四肢抽搐，甚则角弓反张等，多属风的病变。因此，气滞、痰浊、血瘀化热，使病情变化莫测，除去智能障碍，更兼有其他系统疾病症状，凶险复杂，难于治疗。

34. 痴呆与哪些脏腑有关

答：痴呆发病的过程为髓减脑消，痰瘀痹阻，火扰神明，神机失用。脑的灵机、记忆功能是以肾精为物质基础的，肾主骨髓，脑为髓之海，老年肾虚精亏，髓海空虚，元神无主。心主神明，主血脉，为精神之所舍，心气虚，血脉瘀阻，心即失所养。因此，人之精神、思维、意识、情志与心脑关系最为密切。另肝主疏泄，助心调节情志，肝郁则情志失常。脾主运化，为后天之本，生化之源，脾虚失健运，不能升清降浊，水谷不化精微气血，反生痰浊，痰浊与瘀血蒙蔽清窍，使脑失清灵。所以中医学认为痴呆病位在脑，其本在肾，与心、肝、脾功能失调相关。

35. 如何辨别痴呆患者的哪些脏腑发生病变

答：本病病位主要在脑，但与心、肝、脾、肾相关。若年老体衰、头晕目眩、记忆认知能力减退、神情呆滞、齿枯发焦、腰膝酸软、步履艰难，为病在脑与肾；若兼见双目无神，筋惕肉瞤，毛甲无华，为病在脑与肝肾；若兼见食少纳呆，气短懒言，口涎外溢，四肢不温，五更泄泻，为病在脑与脾肾；若兼见失眠多梦，五心烦热，为病在脑与心肾。

36. 痴呆的病性有哪些

答：其病性不外乎虚、痰、瘀、火。虚，指肾精、气血亏虚，髓减脑消；痰，指痰浊中阻，蒙蔽清窍；瘀，指瘀血阻痹，脑脉不通；火，指心肝火旺，扰乱神明。痰、瘀、火之间相互影响，相互转化，如痰浊、血瘀相兼而致痰瘀互结；肝郁、痰浊、血瘀均可化热，而形成肝火、痰热、瘀热，上扰清窍；若进一步发展耗伤肝肾之阴，水不涵木，阴不制阳，则肝阳上亢，化火生风，风阳上扰清窍，使痴呆加重。

37. 如何辨别痴呆病性的虚实

答：本病病因虽各有不同，但终不出虚实两大类。虚者，是指气血不足，肾精亏耗，脑减髓消，脑髓失养，脏腑功能衰退等所致，以神气不足、面色失荣、形体枯瘦、言行迟弱为特征，并结合舌脉、兼次症，分辨气血不足、肾精亏虚；实者，痰瘀痹阻脑络所致智能减退、反应迟钝，兼见痰浊、瘀血、风火等表现。由于病程较长，病情顽固，还需注意虚实夹杂的病机，不同脏腑有虚证实证同在的表现，治疗难度相对更大。

38. 痴呆病虚证的表现是什么

答：虚证，以神气不足、面色失荣、形体枯瘦、言行迟弱为特征。虚证大致可分两型：髓海不足型、气血亏虚型。

（1）髓海不足型。主症：耳鸣耳聋，记忆模糊，失认失算，精神呆滞。兼次症：发枯齿脱，腰脊酸痛，骨痿无力，步履艰难，举动不灵，反应迟钝，静默寡言。舌脉：舌瘦色淡或色红，少苔或无苔，多裂纹；脉沉细弱。

（2）气血亏虚型。主症：呆滞善忘，倦怠嗜卧，神思恍惚，失认失算。兼次症：少气懒言，口齿含糊，词不达意，心悸失眠，多梦易惊，神疲乏力，面唇无华，爪甲苍白，纳呆食少，大便溏薄。舌脉：舌质淡胖边有齿痕，脉细弱。

39. 痴呆病性中的“标实”指的是什么

答：痰瘀痹阻脑络邪实为标。痰，指痰浊中阻，蒙蔽清窍；瘀，指瘀血阻痹，脑脉不通；火，指心肝火旺，扰乱神明。痰、瘀、火之间相互影响，相互转化，如痰浊、血瘀相兼而致痰瘀互结；肝郁、痰浊、血瘀均可化热，而形成肝火、痰热、瘀热，上扰清窍。

40. 痴呆病实证的表现是什么

答：实者常见痰浊蒙窍、瘀阻脑络、心肝火旺等。

（1）痰浊蒙窍型。主症：终日无语，表情呆钝，智力衰退，口多涎沫。兼次症：头重如裹，纳呆呕恶，脘腹胀痛，痞满不适，哭笑无常，喃喃自语，呆若木鸡。舌脉：舌质淡胖大有齿痕，苔白腻，脉滑。

（2）瘀阻脑络型。主症：言语不利，善忘，易惊恐，或思维异常，行为古怪。兼次症：表情迟钝，肌肤甲错，面色黧黑，甚者唇甲紫暗，双目晦暗，口干不欲饮。舌脉：舌质暗，或有瘀点瘀斑，脉细涩。

（3）心肝火旺型。主症：急躁易怒，善忘，判断错误，言行颠倒。兼次症：眩晕头痛，面红目赤，心烦不寐，多疑善虑，心悸不安，咽干口燥，口臭口疮，尿赤便干。舌脉：舌质红，苔黄，脉弦数。

41. 痴呆病虚实之间是如何转化的

答：虚实之间也常相互转化。如实证的痰浊、瘀血日久，若损伤心脾，则气血不足；或伤及肝肾，则阴精不足，均使脑髓失养，实证由此转化为虚证。虚证病久，气血亏乏，脏腑功能受累，气血运行失畅，或积湿不化而为痰，或血行留滞为瘀，又可因虚致实，虚实兼夹而成难治之证候，导致病情复杂，用药组方困难，西医用药多而副作用增多，治疗效果差。

42. 为什么痴呆病虚实夹杂证多见

答：《素问·刺法论》说："正气存内，邪不可干。"正气不足，脏腑功能失调，气血津液的生成、运行、输布障碍，不仅可产生痰饮、水湿、瘀血、结石等病理产物性病邪，还可导致内火、内寒、内湿、内燥、内风等内生五邪的发生。乃是"邪之所凑，其气必虚"的佐证。痴呆病乃本虚标实之证，临床上是以虚实夹杂者多见。本虚者不外乎精髓，气血；标实者不外乎痰浊，瘀血，火邪。无论为虚为实，都能导致脏腑功能失调以及髓减脑消。因而辨证当以虚实或脏腑失调为纲领，分清虚实，辨明主次。虚者，以神气不足、面色失荣、形体枯瘦、言行迟弱为特征，并结合舌脉、兼次症，分辨气血、肾精亏虚；实者，智能减退、反应迟钝，兼见痰浊、瘀血、风火等表现。实证的痰浊、瘀血日久，若损伤心脾，则气血不足；或伤及肝肾，则阴精不足，均使脑髓失养，实证由此转化为虚证。虚证病久，气血亏乏，脏腑功能受累，气血运行失畅，或积湿为痰，或留滞为瘀，又可因虚致实，虚实兼夹而成难治之候。

43. 中医痴呆的发病机理有哪些方面

答：痴呆有因老年精气亏虚，渐成呆傻，亦有因情志失调、外伤、中毒等引起。虚者多因气血不足，肾精亏耗，导致脑减髓消，脑髓失养。实者常见痰浊蒙窍、瘀阻脑络、心肝火旺，终致神机失用而致。主要的病机有脑髓空虚、气血不足、痰浊蒙窍、瘀血内阻、心肝火旺。

44. 为什么“脑髓空虚”会演化成痴呆

答：脑为元神之府，神机之源，一身之主，而肾主骨，生髓，通于脑。老年肝肾亏损或久病血气虚弱，肾精日亏，则脑髓空虚，心无所虑，精明失聪，神无所依而使灵机记忆衰退，出现迷惑愚钝，反应迟钝，发为痴呆。此类痴呆发病较晚，进展缓慢。

45. “气血不足”会演化成痴呆吗

答：《素问·灵兰秘典论》曰：“心者，君主之官也，神明出焉。”《灵枢·天年》曰：“六十岁心气始衰，苦忧悲。”心主神明，为五脏六腑之大主；脾主运化，为气血生化之源。人过中年以后，心之气血渐亏，脾之运化功能受损，年迈久病损伤于中焦，或情志不遂木郁克脾土，或思虑过度劳伤心脾，或饮食不节损伤脾胃，皆可致脾胃运化失司，气血生化乏源。心之气血不足，不能上荣于脑，心主神明之机不利，神明失养则神情涣散，呆滞善忘，发为痴呆。

46.“痰浊蒙窍”会导致痴呆吗

答：《石室秘录》云：“痰气最盛，呆气最深。”人过中年，久食肥甘厚味，肥胖痰湿内盛；或七情所伤，肝气久郁克伐脾土；或痫、狂久病积劳，均可使脾失健运，运化失职，水液不运积而生痰，痰湿上扰清窍，脑髓失聪而致痴呆。现代观察证实，肥胖、血脂升高、久病营养吸收不良的患者，痴呆高发。

47.大多数“瘀血内阻”都会演化成痴呆吗

答：中年之后人所经历重大事件较多，如丧偶、子女、失业、生活保障等问题。研究发现，老年性痴呆发病与重大生活事件相关，考虑为七情久伤，肝气郁滞，气滞则血瘀；或中风、脑部外伤后瘀血内阻，均可瘀阻脑络，脑髓失养，神机失用，发为痴呆。

48.“心肝火旺”如何能引起痴呆

答：肝主疏泄，喜条达，若肝郁不舒，久郁不解，易见年老精衰，髓海渐空，复因烦恼过度，情志相激，水不涵木，肝郁化火，肝火上炎；或水不济火，心肾不交，心火独亢，扰乱神明，发为痴呆。

（二）西医基础

49. 人类大脑由什么构成

答：人脑是人体的高级思维和意识中枢系统，分为大脑、小脑和脑干。大脑主要包括左、右大脑半球。

大脑是中枢神经系统的最高级部分。它直接控制着头脑中最高级的智慧系统，支配人的学习、语言、记忆、情绪、意识等；被覆在大脑半球表面的灰质叫大脑皮层，其中含有许多锥体形神经细胞和其他各型的神经细胞及神经纤维。皮质的深面是髓质，髓质内含有神经纤维束与核团。成人的大脑皮质表面积约为 $1/4m^2$，约含有 140 亿个神经元胞体，它们之间有广泛复杂的联系，是高级神经活动的中枢，大脑皮层通过髓质的内囊与下级中枢相联系。脑的血液供应从椎动脉和颈内动脉获得。

小脑主要是控制骨骼肌的运动，协调各肌群的运动，保持身体平衡。如果小脑损伤的话，会引起站立不稳，走路摇摆等。

脑干是人类的生命中枢，控制呼吸、血压、心率等基本的生命运动。连接脊髓与大脑半球。

由此可见，人类的大脑是人体的总司令，当司令部出现故障，人体这部精密的机器就不会高效协调的运转。所以我们应当保护好我们的大脑，预防它的病变，减缓它的衰老。

50. 大脑的主要功用是什么

答：大脑是人体耗能最大的器官，消耗全身 20% 的氧气，大脑一秒钟发生10万种生化反应，消耗全身20%的氧气，消耗的能量可点燃一盏功率为20瓦的灯泡。大脑能储存五亿本书的知识，人的大脑每天能记录下8600万条信息，一生能储存100万亿条信息，相当于世界最大的图书馆美国国会图书馆的50倍，即5亿本书的知识。

大脑支配人的一切生命活动，如语言、运动、听觉、视觉、情感表达等。它能够调节消化、呼吸、循环、泌尿、生殖、运动等中枢。

大脑是一切思维活动的物质基础。首先是智力，包括观察力、注意力、记忆力、思维力、想象力；第二是能力，包括思维记忆、学习获得、认识理解、判断推理、综合分析、语言表达、社会活动能力；第三是意识情感。其中左大脑半球主管分析功能，生活中要进行的思考、分析及逻辑思维都取决于左半球大脑；右半球则对色彩、旋律、图像、节奏等较敏感。所以当一个人的大脑左半球比较发达，他的逻辑性、分析推理及计算能力就较强；而大脑右半球较发达的人，就比较适合从事演艺、美术、音乐等职业。

51. 人为何会衰老

答：现代研究表明，人衰老是不可阻挡的过程，大致与以下几个方面相关：

（1）人的寿命是受遗传基因控制的。因为人的寿命是受遗传基因控制的，人体内存在着寿命钟。按照人体的寿命钟来推算，人的寿命应当在100～160岁。

（2）衰老是氧化太过惹的祸。人体过度氧化的危害会表现在以下几个方面：第一，加速衰老、疾病、死亡；第二，导致肿瘤迅速生长；第三，引发炎症、自身免疫反应而使身体健康遭受破坏；第四，产生色素沉着，色斑出现。

（3）细胞的寿命，决定人的寿命。细胞学家海弗利克研究发现，细胞分裂存在着极限，就是说细胞分裂是有限的，人的细胞平均分裂56次就停止了。所以寿命的长短又取决于细胞分裂次数的多少。既然人的细胞分裂次数在56次左右，每次分裂的周期是2.4年，所以人的寿命应是130岁左右。

（4）生命的衰老源于蛋白质的老化。蛋白质老化引起衰老的可能途径有：第一，蛋白质合成出现差错，主要是氨基酸排列错乱，导致异常蛋白质的堆积，阻碍了正常细胞的活动，因而导致衰老。第二，核蛋白老化，对基因的活性失控，从而导致基因被激活，使生命很快被消耗，从而加速生命的老化。第三，异常基因导致蛋白质合成障碍，从而引起衰老。

我们都知道，受到精神打击的人会突然衰老下去，说明大脑中枢对衰老有着巨大的影响。大脑是人体的司令部，因此，有学者认为，大脑中枢神经系统在衰老过程中起着主导作用。日常生活中就有这样的例子：有的人在相濡以沫的老伴去世后，不久也会悄然而去，这就是衰老受中枢神经影响的典型例子。

52. 大脑何时会出现衰老

答：我们的大脑随着年龄的增长逐渐衰老，科学家们为了弄清大脑老化的进程，用尸检的办法对大脑组织进行对比研究。结果表明，与年轻人对比，老年人的脑重量和脑体积都明显缩小，脑沟变宽，脑回变窄，脑室扩大。而脑体积和重量又和脑细胞的数量密切相关。

从20到90岁，脑重量减少了5%～10%，神经细胞大约会减少10%。成年以后，大脑半球的体积以每年0.23%的速度减少。大脑的衰老男女有别，男性一般在32岁开始衰老，女性28岁开始。在脑细胞的死亡速度上，男性要快于女性两倍。当然客观年龄对人体生理的影响仅仅是其中一个因素，甚至不是最大因素，还有心理因素、生活方式、遗传、饮食营养、生活条件和生存环境等的影响。所以年龄对衰老意义不大。如果一个人的大脑出现故障，心理出现问题，生活条件极其恶劣等，大脑会提前衰老。

53. 老年人会出现什么样的心理变化

答：老年人由于生理上的衰老变化和外界环境的改变，在思想、情绪、生活习惯和人际关系等方面，往往不能迅速适应，而不同程度地产生种种心理变化。其表现为：

（1）失落感。许多因素会使老人产生失落感，如社会角色、家庭角色的改变，经济收入的降低，多病，丧偶等。这时往往出现两种情绪：①沉默寡言、忧愁思虑、闷闷不乐。②急躁易怒。性格开朗和兴趣广泛的老人，较容易通过心理调整而重新找到自己在生活中的位置，重新发现自我，因而能克服失落感；性格内向孤僻、兴趣狭窄、不善交往的老人则较难克服失落感。

（2）孤独感。家庭的小型化、子女与老人的分居、有的老人因体质不佳或性格内向而不爱与人交往，因而产生孤独感。子女在身边，若不能体贴老人，甚至关系不佳，不仅不能消除老人的孤独感，反而会使之加重。丧偶老人的孤独感更为突出，体能衰退和生病也会加重老人孤独无助的感受。

（3）隔绝感。赋闲老人与社会和工作单位联系减少，社会交往与信息减少，更由于视力、听力下降而影响感知能力，常会使老人产生隔绝感。往往表现为对外界变化漠不关心，对人冷漠等。

（4）对衰老和疾病的忧虑和恐惧感。老人因体能衰退而表现出对健康的自信心下降。一旦身体不适或罹患疾病便会惴惴不安，加上行动不便、就医困难，更会加重忧虑，担心病情发展，甚至不治。

54. 年纪大了一定会“痴呆”吗

答：随着年龄的增长，大脑功能出现生理性衰老是正常的自然规律，不是人的主观意识可以改变的。研究显示，一些能经常积极主动用脑的健康老年人，大脑中用于传递信息的神经元突触未见明显减少，反而有所增加。对于大脑这个高级智能器官，越使用越灵光。虽然衰老是不可回避的，但是我们可以让它来得慢一点。老年性痴呆是年龄在60岁以上人群中发生的认知功能下降导致的各种神经变性疾病。可以说衰老不可避免，但是不一定痴呆。

55. 脑萎缩是不是老年痴呆

答：老年性痴呆的发病机制是多方面的，脑萎缩不是唯一因素。目前诊断老年性痴呆主要以临床症状为依据。因此，“脑萎缩就是痴呆”的看法是没有科学性的。

大脑是维持精神活动的主要器官，它是由许许多多神经细胞汇集而成的一个线路网络，是专门汇总、处理各种信息及维持人的正常精神活动的地方。人的大脑和其他体内器官一样，随着年龄增长而出现生理性老化。据研究发现，老年人细胞比年轻人减少 10%～30%，70 岁以上减少 3%以上，而且重量也减少 50～150g。

因此，人到老年有轻度的脑萎缩，是正常的生理现象。正常老年人虽然有脑萎缩，但没有死亡而存活的脑细胞有强大的代偿功能，它们可以代偿死亡细胞的功能而维持正常的精神活动，因此不出现老年痴呆症状。而相反的，在临床观察中，也发现大约20%的老年性痴呆患者，无脑萎缩改变。

56. 西医认为痴呆是什么

答：痴呆是指慢性获得性进行性智能障碍综合征，临床上以缓慢出现的智能减退为主要特征，伴有不同程度的人格改变。它是一组临床综合征，而非一种独立的疾病。

57. 哪些因素可引起痴呆

答：痴呆与脑部器质性疾病有关，病变的部位不同，其临床表现也有差异，某些躯体疾病可使电解质紊乱，酸碱平衡失调，中间代谢产物大量蓄积，脑血流障碍，还可使脑组织长期处于缺氧状态，造成脑细胞变性、软化、坏死或呈点状出血，导致脑机能障碍。某些微生物毒素侵及脑细胞也可引起脑机能改变。维生素缺乏可引起脑细胞碳水化合物代谢障碍，脑外伤可使脑结构发生改变，脑部肿瘤可直接对脑组织刺激与破坏，还可对邻近与远处脑组织造成机能性压迫与移位，也可引起脑血液与脑脊液循环障碍，使脑细胞变性、坏死等。某些中毒性疾病可使大脑皮质下灰质苍白球等处产生软化、坏死，导致大脑机能障碍，引起智能减退。某些疾病除引起上述改变外，尚可引起一些神经递质的改变，造成儿茶酚胺、乙酰胆碱、γ－氨基丁酸及脑肽的减少，这些物质与记忆、情绪、思维、行为等均有直接关系，这些物质的减少，可出现情绪、思维、行为、记忆等方面的障碍，而出现痴呆。概括起来有以下原因：

（1）脑变性病：某些皮质、皮质下疾病可引起痴呆，常见病因有阿尔茨海默病、匹克氏病、亨廷顿病、帕金森病、肝豆状核变性、皮质－纹状体－脊髓联合变性等。

（2）脑血管病：不同部位的脑血管疾病可引起痴呆，如多发梗塞性痴呆、颈动脉闭塞、皮层下动脉硬化性脑病、血栓性血管炎等。

（3）代谢性疾病：一些代谢性疾病影响脑的功能，造成痴呆，如黏液水肿、甲状旁腺功能亢进或减退、肾上腺皮质功能亢进、肝豆状核变性、尿毒症、慢性肝功能不全等。

（4）颅内感染：颅内感染导致脑实质及脑功能改变，导致痴呆，如各种脑炎、神经梅毒、各种脑膜炎、库鲁病等。

（5）颅内占位性病变：肿瘤、硬膜下血肿可致结构及脑功能改变，引起痴呆。

（6）低氧和缺氧血症：包括缺血性（心博骤停、严重贫血和出血）、缺氧性（呼吸衰竭、哮喘、窒息、麻醉）、瘀滞性（心力衰竭、红细胞过多）和组织中毒性等各类低（缺）氧血症。

（7）营养缺乏性脑病：维生素 B_1 缺乏性脑病，糙皮病，维生素 B_{12} 及叶酸缺乏症等。

（8）中毒性疾病：常见于一氧化碳中毒，铅、汞等中毒，有机物中毒等。

（9）颅脑外伤：头部的开放性或闭合性外伤，拳击员痴呆等。

（10）其他：正常压力脑积水、类肉瘤病等。

58. 常见的痴呆类型有哪些

答：（1）阿尔茨海默病：通常讲的“老年性痴呆”，占老年期痴呆的50%。该病起病缓慢，早期症状多种多样，以近事记忆障碍为最常见的表现，一天前或刚刚发生的事情记不清，而几十年前发生的事情还能记清。随着病情发展逐渐对往事也会遗忘，其次以猜疑为其最先出现的症状，随着病情发展，精神显著衰退，有心胸狭隘、情绪迟钝、爱闹意见和易发怒、睡眠颠倒的倾向。进一步发展时可表现为计算能力减退，还可有认知障碍即精细思考发生困难。逐渐发展到对日常生活和常识的理解、判断也发生障碍，如把裤子当衣服穿在脖子上。在痴呆晚期还会出现神经功能障碍，如口面部不自主动作、厌食或贪食、大小便沾满身上等。晚期患者完全卧床，生活全靠别人照顾，病程维持在5～10年而死亡。CT可见明显的弥漫性脑萎缩。

（2）血管性痴呆：与脑血管因素有关的痴呆，统称为血管性痴呆，是引起老年性痴呆的第二大病因，在痴呆中占10%～50%。病史中有反复多次卒中发作，多见于60岁以上，半数患者有高血压病史。病情呈阶梯样进展，即每发作一次卒中，痴呆症状加重一次。智能障碍主要为近事记忆的减退及工作能力的下降，尤其对人名、地名、日期及数字最先健忘。但患者的判断力在相当长的时间内无损害，定向力也比较完整。CT 可见到新旧不等的脑梗死或出血灶。

（3）额颞叶痴呆：是以额颞叶萎缩为特征的痴呆综合征，是神经变性痴呆较常见的病因，约占全部痴呆患者的 1/4。隐袭起病，缓慢进展。早期出现人格和情感改变，如易激惹、暴怒、固执、淡漠和抑郁等；逐渐出现行为异常，如举止不当、无进取心、对事物漠然和冲动行为等。CT 或 MRI 显示局限性额或前颞叶萎缩。

（4）路易体痴呆：占老年性痴呆患者的 15%～25%，主要表现波动性认知功能减退、肌强直和运动迟缓为主的帕金森样运动障碍及以视幻觉为主的精神障碍。

（5）帕金森病痴呆：部分帕金森病患者伴智力障碍，主要表现在记忆力减退、执行功能下降，同时有虚构、错构及计算障碍，可出现视幻觉。语言流畅性损害较明显，常伴有人格改变及抑郁。患者体力和精神活动迟缓，也容易造成判断错误。

59. 痴呆的主要表现是什么

答：痴呆的发生多缓慢隐匿。记忆减退是主要的核心症状。早期出现近记忆障碍，学习新事物的能力明显减退，严重者甚至找不到回家的路。随着病情的进一步发展，远记忆也受损。思维缓慢、贫乏，对一般事物的理解力和判断力越来越差，注意力日渐受损，可出现时间、地点和人物定向障碍，有时出现不能写字，不能识别人物，甚至连家属姓名、自己年龄均不知道，甚至出现胡言乱语。

痴呆的另一个早期症状是学习新知识、掌握新技能的能力下降。其抽象思维、概括、综合分析和判断能力进行性减退。综合分析能力减退，分不清主次，甚至不能理解基本常识。日常生活能力减退，不能胜任原来熟悉的工作。患者丧失时间、地点、人物甚至自身的辨认能力。故常昼夜不分、不识归途或无目的漫游。

情绪方面，患者早期可出现情绪不稳，在疾病演进中逐渐变得淡漠及迟钝。有时情感失去控制能力，变得浮浅而多变。表现为焦虑不安，抑郁消极，或无动于衷，或勃然大怒，易哭易笑，不能自制。行为异常表现为整天呆坐，变得不修边幅，生活懒散或无目的外出，流落街头，夜间无故吵闹而影响家人休息。

部分患者可首先出现人格改变。通常表现为变得自私、狭隘、对人冷酷无情，情感淡漠、行为退缩、兴趣缺乏、意志衰退，无主动性和进取性，注意力涣散或变得急躁、多疑、顽固、易怒。但亦可表现为脱抑制行为，如冲动、幼稚行为等，甚至出现躁狂、幻觉等。

60. 什么是认知障碍

答：认知是机体认识和获取知识的智能加工过程，涉及学习、记忆、语言、思维、精神、情感等一系列随意、心理和社会行为。认知障碍指与上述学习记忆以及思维判断有关的大脑高级智能加工过程出现异常，从而引起严重学习、记忆障碍，同时伴有失语或失用或失认或失行等改变的病理过程。认知的基础是大脑皮层的正常功能，任何引起大脑皮层功能和结构异常的因素均可导致认知障碍。由于大脑的功能复杂，且认知障碍的不同类型互相关联，即某一方面的认知问题可以引起另一方面或多个方面的认知异常。例如，一个患者若有注意力和记忆方面的缺陷，就会出现解决问题的障碍。因此，认知障碍是脑疾病诊断和治疗中最困难的问题之一。痴呆的患者早期常表现为轻度认知功能障碍，与年龄、受教育程度不相符的记忆力减退。这类老人发展为痴呆的概率是正常老人的10倍。

61. 什么是记忆障碍

答：记忆障碍指个人处于一种不能记住或回忆信息或技能的状态，有可能是由于病理生理性的或情境性的原因引起的永久性或暂时性的记忆障碍。记忆包括识记、保持、再现，与神经心理功能有密切关系。根据神经生理和生化研究将记忆分为瞬时记忆（分、秒之内）、短时记忆（几天）和长时记忆（月、年）。记忆和遗忘是伴随的，遗忘有时间规律和选择性。新近识记的材料遗忘最快，逐渐发展到远事遗忘，曾经引起高度注意的事情较难忘记。

62. 痴呆患者记忆力减退的特点是什么

答：痴呆患者早期即表现为记忆减退，首先是近事记忆的减退，常将日常所做的事和常用的物品遗忘，如遗失常用物品、忘记在炉上煮的食物、忘记约会等，工作能力下降，丢三落四，刚刚走过的路就记不住，情绪不稳，易发怒，攻击性增强，对日常活动丧失兴趣，但还是保持着独立生活的能力。

随着病情的发展，可出现远期记忆减退，记忆力下降严重，无法胜任工作，近期发生的事情几乎记不住，刚刚吃过的饭都会忘记，连年月日都不记得，甚至连生活中的重大事件都回忆不起来，判断力、理解力、计算力都明显下降，严重时不认识朋友，甚至不认识亲人，或无目的东走西逛或捡拾废物，肢体活动不灵活。患者除吃饭、穿衣及大小便还可以自理外，其余生活均靠他人帮助。

63. 痴呆患者空间识别力、计算力下降的特点是什么

答：痴呆患者早期以记忆力障碍为主，疾病发展到中期，出现空间识别力障碍，表现为对不熟悉的环境感到糊涂，逐渐出现迷路，甚至在自己非常熟悉的环境中也不能顺利到达想去的地方，比如想刷牙找不到牙膏，想上厕所找不到卫生间等。痴呆患者中期才出现明显的计算力功能障碍，但仔细观察，疾病早期这种现象就时有发生，比如去商场购物不会算账或者算错账目。随着病情的发展，患者可能连最简单的加减法也无法计算，甚至出现不认识数字和算术符号，连面对检查者伸出的几个手指也无法数清。研究发现，导致计算功能障碍的原因很多，视空间障碍或因为失语不能理解算术作业要求，也可能有原发性的计算不能。

64. 痴呆患者运动障碍的主要表现是什么

答：老年痴呆患者运动功能障碍的主要表现为：

（1）日常生活能力下降：日常生活活动是人在社会生活中必不可少的活动。这些活动是生活自理和保持健康所必需的功能，主要包括躯体自理能力（刷牙、进食、穿脱衣服、洗涤和大小便等）和使用日常工具的基本能力（打电话、乘车、用钱和扫地等）。

（2）协调运动功能障碍——共济失调：要准确地完成一个动

作，通常需要有若干肌肉的共同协作运动，才能产生圆滑、准确的运动。当某一主动肌收缩时，要有协同肌的协同收缩、固定肌的支持固定以及拮抗肌的松弛，以便保证以适当的速度、距离、方向、节奏和肌力来完成运动。这种肌肉间配合叫作协调运动功能。痴呆患者晚期常伴有运动协调障碍，表现出笨拙的、不平衡的和不准确的运动，此种协调功能障碍又称为共济失调。

（3）姿势维持困难——平衡障碍：平衡是指人体自动地调整并维持姿势的能力，可分为静态平衡和动态平衡。静态平衡是指人体维持静态姿势的控制能力；动态平衡是指当有外力作用于人体时，通过调整姿势来维持平衡的能力。大部分日常生活动作的完成，都要依赖于静态平衡和动态平衡的维持能力。

（4）行走和移动困难——步行障碍：行走和移动是所有日常生活活动中最基本的动作。协调性、可动性和稳定性是步行的三要素。正常步行必须具备支撑体重、保持平衡和迈步的能力。其中所含的动作（足跟着地、单腿支撑、足跟离地、摆动等）都要求身体各部位的协调运动，在步行中形成一个完整、精细、熟练、连续的过程。丧失步行能力的痴呆患者，因疾病性质和造成障碍的原因不同，存在的问题和康复的目标也会不同。

（5）肢体瘫痪：在老年性痴呆早期，运动系统多正常，神经系统检查无局灶阳性体征，但可出现原始反射。晚期本能活动丧失，大小便失禁，生活不能自理，逐渐出现锥体系统和椎外系统症状和体征，最后呈现强直性或屈曲性四肢瘫痪。智能全面衰退，对外界刺激无任何有意识的反应，表现为无动性缄默。老年性痴呆尤其血管性痴呆或痴呆伴有脑卒中患者，常有神经功能缺损的临床表现，如半身不遂、站立行走困难、生活自理能力下降，或四肢瘫痪、卧床不起、日常生活完全依赖他人。

65. 痴呆的功能障碍主要有哪些

答：（1）认知功能障碍：①记忆障碍：为最突出的早期症状，尤其是阿尔茨海默病，表现为逆行性和顺行性两种形式的遗忘，如遗失常用物品、忘记在炉上煮的食物、忘记约会等，晚期出现定向力障碍，甚至不记得自己的生日、家庭成员及自己的姓名。②语言障碍或失语：表现为命名困难，言语空洞、累赘，对语言的理解、书写和复述也有障碍，晚期则少语或出现模仿语言。③意念性失用：表现为不能执行运动活动做一些简单的动作，如梳头、穿衣等。④失认：对认识物件甚至家人的能力丧失，也有触觉失认，即不能靠触觉辨认手中的物体（如硬币）。⑤执行运动能力紊乱：指执行较复杂的任务或完成较复杂的行为活动时出现的障碍，这也是痴呆患者最常见的症状之一，亦为社会适应能力衰退的表现之一。

（2）非认知功能障碍：①空间认识障碍：空间定向和执行空间认识活动的障碍。②判断和预见能力障碍：表现为过高估计自己的能力和地位，或过低估计某些活动的危险。③人格改变：如不讲卫生，不修边幅，以及对生人不适当的过度亲密等。④步态改变：经常跌倒，亦可伴有语言模糊不清和其他基底节病变的表现，常见于血管性痴呆、路易体痴呆以及帕金森症和肌萎缩侧束硬化合并的痴呆。⑤精神和行为障碍：这是痴呆的突出症状之一，特别在路易体痴呆和额颞痴呆中更突出。常见症状有焦虑、抑郁、情绪异常、精神和行为异常。后者包括幻觉、妄想、易激惹、攻击行为（语言和行动）、病态搜集无价值物件等。每一个人都需要去避免让自己的大脑受到巨大伤害，而且要去采取方法对付痴呆，从而才可以远离以上这些症状。同时痴呆患者一定要让自己多待在家里，那样才可以避免自己受到很大的创伤。

66. 痴呆患者病程的特点是什么

答：（1）遗忘期。该期主要表现为记忆障碍，表现为逆行性和顺行性两种形式的遗忘，如遗失常用物品、忘记在炉上煮的食物、忘记约会等，晚期出现定向力障碍，甚至不记得自己的生日，家庭成员及自己的姓名。此期的记忆改变常因患者及其家属误认为是老年人常见的退行性改变而被忽视。因此需与年龄相关记忆障碍，又称为“良性记忆障碍”相鉴别，后者的记忆减退主要表现为机械记忆能力下降，而理解记忆能力尚可，回忆能力下降，再认功能则相对保留。

（2）紊乱期。该期除记忆障碍继续加重外，出现思维和判断力障碍，性格改变和情感障碍，患者工作、学习（新知识）和社会接触能力减退，甚至可出现人格改变，还可出现一些局灶性脑部症状如失语、失用或肢体活动不便等。

（3）痴呆期。此期的患者上述各项症状日渐加重，以致不能完成简单的日常生活事件，如穿衣、进食等，终日卧床不起，与亲友及外界的接触能力逐渐丧失，四肢强直或屈曲瘫痪，括约肌功能障碍，最终可因出现全身系统的并发症，如肺部和尿路感染、压疮及全身衰竭而死亡。

67. 痴呆如何影响人的寿命

答：痴呆影响人的寿命，世界各国报告痴呆死亡率从 0.87%

至27%不等，且不同年龄段、不同性别死亡率不同。65岁及以上痴呆患者较同龄非痴呆患者死亡率高2至4倍，脑血管病患者的血管性痴呆是没有脑血管病的1.85倍，中青年肥胖患者患上老年性痴呆的概率是正常人的1.5倍，糖尿病患者患痴呆病的概率是无糖尿病的1.41倍。

68. 我国的痴呆患者群有何特点

答：据预测，到2030年，全球患老年痴呆的人数将达到6000万，仅我国就将有1200万。目前我国痴呆患者的就诊率较低。调查显示，我国轻度痴呆患者的就诊率为14%，中度痴呆患者的就诊率为25%，重度痴呆患者的就诊率为34%。在农村地区，痴呆就诊率更低。老年性痴呆在农村中较多，城市中较少，我国的资料显示，老年性痴呆的患病率在城市为159/10万，农村为332/10万，很多痴呆患者在家中没有得到及时的诊治。因此加强对痴呆的认识，进行全民普及教育是非常必要的。

69. 什么样的老人容易患痴呆

答：老年痴呆的危险因素是多方面的。首先，年龄越大老年痴呆的发病率越高，老年女性比男性痴呆比例更高，有痴呆家族史的人患痴呆的风险是其他人的3倍。其次，高血压、糖尿病、高脂血症、动脉粥样硬化等不仅是血管性痴呆的危险因素，也是阿尔茨海默病的危险因素。另外，有抑郁病史、兴趣狭窄、精神创伤、受教育程度低、家境贫困、吸烟、酗酒的人更容易患老年痴呆。

有的危险因素比如年龄、性别、遗传等因素是我们无法改变的。但是不良生活习惯和血管性危险因素是可以纠正或控制的。我们要尽量消除不良嗜好，培养健康有益的生活方式，控制好高血压、糖尿病、高脂血症等慢性躯体疾病，才能将发生老年痴呆的可能性降到最低。

70. 痴呆在老年人中出现的比例是多少

答：目前，全世界约有 3500 万老年人遭受阿尔茨海默病的困扰，阿尔茨海默病即老年痴呆是发病率最高的痴呆类型。相关研究表明，阿尔茨海默病在整个人群中的发病率为 2%～4%，年龄每增加 5～10 岁，患病率增加 1 倍，在 65 岁以上的年龄段，患病率为 5%，超过 85 岁，患病率增加到 25%，95 岁以上的老年人中，患病率达 60%。中国 65 岁以上的老年人占总人口的 8%，其中痴呆的患病率约为 5%，即大约有 600 万老年人患有不同类型的痴呆；而 75 岁以上的患病率为 11.5%，85 岁以上高于 30%。每年新发的痴呆患者约 180 万。相对这么高的发病率，老年痴呆的就诊率却很低，轻度痴呆患者的就诊率仅 14%，中度和重度痴呆患者的就诊率也只是 25% 和 34%。因此，普及痴呆知识，早期辨认痴呆，早就诊早治疗，可延缓痴呆的进展。

71. 痴呆会遗传吗

答：虽然目前对老年痴呆的发病原因仍不清楚，但许多学者认为遗传因素可能是主要病因之一。到目前为止，发现与老年痴呆有关的基因有 3 个，分别位于第 14、19 和 21 号染色体上。经调查表明，患者亲属发生老年痴呆的危险性高于一般人群。研究发现，父母或兄弟中有老年性痴呆患者，本人患老年性痴呆的可能性要比无家族史者高出4倍。患者的一级亲属活到90岁时，累积发生老年痴呆的危险性为50%。所以家族中有老年痴呆患者的，应引起高度的警惕，要做到早期防治。

72. 患痴呆男女有别吗

答：老年痴呆是老年人中多见的一种病症，对于老年痴呆患者，很多资料上都显示男女患者的比例相差很大，而且女性老年痴呆患者要多于男性，这是怎么回事呢？这有可能是女性增龄性脑萎缩早于男性。一项关于健康老年女性的研究发现，妇女从50岁开始脑体积减小，而男性比女性的脑萎缩至少要晚10年。最近，老年性痴呆的病理研究也发现男女有别，男女在大脑萎缩的部位上不同，女性发生的语言障碍往往比男性严重，女性认知功能减退发生更早，而男性认知功能下降更快。65岁以上患病女性通常比同年龄的男性高2～3倍。

男性和女性老年痴呆患者的比例是多少呢？研究发现女性绝经后老年痴呆的患病率高于男性，男女比例为7∶26。老年痴呆的女性发病率高于男性，这与女性绝经后雌激素水平下降有关，或与女性寿命比男性长有关。另外，女性情绪波动大，失眠，易怒，容易产生焦虑抑郁，在一定程度上影响脑功能，加速痴呆进展。

73. 什么是行为异常且如何发现

答：行为异常是指在偏离社会和个人健康所期望的方向上所表现出的相对明显、确定的各种行为。老年性痴呆早期运动功能表现正常，中期会出现令人费解的行为异常。如动作幼稚笨拙，常进行无效劳动和无目的劳动，经常在屋里来回走动，翻箱倒柜，乱放东西；或半夜起床，到处乱摸，开门关门；或把垃圾当宝贝；或不注意个人卫生，不换洗衣服，不愿洗漱；或违背常理，破坏公共秩序，甚至影响治安；或动作日渐减少，端坐一旁，呆若木鸡。如果老年人出现以上行为异常，应高度怀疑老年痴呆，应尽快到医院检查。

74. 算不清账是老年痴呆吗

答：尽管最常见的老年性痴呆还没有找到原因，但是所有的痴呆都是有征兆可循的，而最初的征兆就是失忆。人入中年，看看你最近是不是特别爱忘事？如果只是偶尔忘了但事后能慢慢回忆起来，这都是正常现象。但如果经常忘事，且有些事刻意去记还会忘，事后还想不起来，甚至影响了工作和生活，最好到医院做个检查。

老年痴呆常常发生在50岁以后，起病隐潜，发展缓慢，最早期往往是以逐渐加重的健忘开始，如果不注意，通常不容易发现，按照病情的发展，可大致分为三个阶段：第一阶段也称健忘期，这期的表现是记忆力明显减退，例如开始时忘记讲过的话、做过的事或重要的约会等，慢慢地连远事也遗忘了。与此同时，思维分析、判断能力、视空间辨别功能、计算能力等也有所降低，但有时还可以保持过去熟悉的工作或技能。第二阶段也称混乱期，这时除第一阶段的症状加重外，很突出的表现是视空间辨认障碍明显加重，很容易迷路。还有穿衣也很困难，或把裤子当上衣穿；不认识朋友或亲人的面貌，也记不起他们的名字，不能和别人交谈，尽管有时会自言自语。第三阶段也称极度痴呆期，患者进入全面衰退状态，生活不能自理，如吃饭、穿衣、洗澡均需人照顾，便尿失禁。

算不清账其实是计算能力下降的表现，属于第一阶段也称健忘期，但这类人也常表现为明显的记忆力减退，应该警惕并及早就医。

75. 唠叨是病吗

答：一个沉默寡言的人，到了老年可能会啰嗦起来；一个一向好言语的人，老了更会翻来覆去说个没完。为什么有些人一进入老年期就很容易唠叨呢？这是由于生理上特别是大脑组织的衰退而引起的一种变化。当事者首先受到影响的，常常是近事记忆的减退，表现为“前说后忘”，明明已经说过的事，说了就忘记，等什么时候想起来，又会再次叮咛或反复询问。同时，固执守旧和留恋过去的“怀旧”心理，也常是造成这些老年人爱唠叨的原因之一。其次，这是由于老年人一般远事记忆能力的衰退比较慢，使他们总爱拉扯过去发生的事情，喜欢讲自己过去的经历，炫耀年轻时的本领，以及获得过的荣誉等。此外，有些老年人或是由于过于自信，总把成年子女当作娃娃看待，或是由于极力想维护自己的尊严，反复强调自己的主张，或是由于性格发生改变，喜欢责怪他人……这些，都是一个人精神老化的迹象，唠叨只不过是它的表现形式而已。

老人唠叨主要与以下因素有关：一是有点孤独感。离开了大众，回到小家，难免感到生活单调，缺乏交谈讨论空间，于是只好向家人唠叨了。二是有点不放心。对子女、亲人由于关爱而殷切期望他们善于处事，平安度日，不断上进。三是有点自豪感。认为自己“吃的盐比年轻人吃得粮还多”“过的桥比年轻人走的路还多”，因此就免不了讲自己经历的惊险事、得意事，兴致勃勃谈自己的“过五关，斩六将”，也不管别人愿不愿听。由此可见，这些因素是老年人的一种回归心理，是排除孤独的一种方式，是对后辈过度关心的表现，是表示自己存在和作用的一种手段。

老年人爱唠叨，有时会引起年轻人的反感；在社会生活中，因唠叨而产生的矛盾也不在少数。然而，老年人通过培养自己的晚年性格和锻炼意志，还是能适当减轻唠叨的程度。作为老人的老伴、晚辈、亲属等，应充分体谅、宽容、善待。做小辈的应表示出极大的耐心和良好的态度，可以找适当的机会，用婉转的语气，让老年人自己来认识克服唠叨的必要；而切勿在老年人唠叨时，以生硬的言语去强行阻止，以免伤了老年人的心和造成情绪的对立。当然，作为老年人，对自己的心理应当充分了解，可以多与家人交流，说应该说的话，但尽量避免唠叨。要学会主动自我心理调节，即想方设法充实自己的生活，比如每天多做一些力所能及的家务事，多到外边走一走，参加旅游团、老同学老同事聚会等活动。

76. 人老了脾气变坏属正常现象吗

答：人到老年脾气突变，很可能是疾病的反应，值得重视。常见的有以下情况：①更年期综合征。妇女到了更年期，性格突变，同时出现原因不明的恐惧、极度紧张、自负、自责、悲观、有自杀轻生之念，或总认为自己得了“不治之症”，这很可能得了更年期忧郁症。②老年神经症（抑郁焦虑）。患有动脉硬化的老年人，若脾气发生改变，同时有头痛、头晕、四肢麻木等症状，这是老年神经症的表现。③老年性痴呆。70 岁以上的老年人，记忆力突然明显减退，继而发展成性格变得主观、固执、多疑、自私、喜怒无常、行为古怪、幼稚或愚蠢、思维错乱时，这就患上了老年性痴呆。

77. 为什么人老了会担心有人害自己

答：人老了在精神方面可能会得各种奇怪的病，比如担心有人害他，这种在精神疾病中属于被害妄想。“妄想”是指患者整天多疑多虑，胡乱推理和判断，思维发生障碍，是精神疾病的一个重要症状。患者可伴有幻觉，但无其他明显的精神症状。妄想是一种在病理基础上产生的歪曲的信念，病态的推理和判断。妄想的内容连贯、结构紧凑者称为系统妄想，内容支离、前后矛盾、缺乏逻辑性者称为非系统性妄想。妄想内容一般都与个人经历、社会和文化背景有关，有时明显反映现实生活内容。随着时代的进步，宗教、神力、鬼怪狐仙等内容明显减少，代之以窃听器、激光、电脑等现代科技的内容。妄想有时容易和正常人坚持的一些错误想法如偏见、迷信、误解相混淆，但后者这些想法主要是由于思想方法、认识水平、环境作用以及个人情感影响，缺乏科学知识等因素造成。他们随着知识的掌握，通过教育和生活经验的积累，是可以纠正过来的。被害妄想是妄想症中最常见的一种。患者往往处于恐惧状态，感觉被人议论、诬陷、遭人暗算、财产被劫、被人强奸等。被害妄想往往有自杀企图，如不早诊断早治疗易酿成大祸。

人老了往往有部分人确实会有这样的心理问题。他们没有安全感，怕失去身边人的关怀，害怕子女亲人们开始忽略他们，害怕有天病倒了没人照料他们等，都是老年人开始发生的心理问题。老年性精神病与其他精神疾病的不同之处在于它的独特的年龄特征。老年群体是社会中一个比较弱势的群体，许多老年人患上精神病大都是因为子女不在身边、过分孤独造成的。针对老年性精神病，精神病专家指出，老年性精神病的治疗要点不在于服用药物与生活调理，更重要的是子女亲属的交流与关怀，需要身边的亲人从心理上进行耐心呵护。所以，为人子女的我们，无论是在如何忙碌的情况下，都需要、更应该抽出适当时间关怀一下我们年老的父母或长辈，让他们在温馨关爱的氛围中度过晚年，享受天伦之乐！

78. 不安是痴呆的表现吗

答：情感障碍是老年痴呆早期的一种突出临床表现。由于患者大脑功能障碍、记忆力丧失，早期可出现情绪不稳定、感情脆弱易流泪、遇事抑郁愁闷、为小事焦躁不安、害怕恐惧等。一些患者开始可有注意力不集中、思想分散、说话重复、优柔寡断下不了决心，与以往的精明强干形成鲜明的对比。有些患者有心理障碍，由于记忆力减退，不知道东西放在何处，总怀疑有人偷他的东西。有的患者感到躯体不适到处求医检查，虽未查出异常，但仍感到痛苦。患者性功能低下，常怀疑配偶有外遇，为此家庭常吵闹不和。这些都是不安的表现。不安因人而异，老年人突然出现的不安要引起注意。

79. 攻击是痴呆的表现吗

答：很多人发现，很多老年人年轻时性格平和，随着年龄增大，往往出现攻击性的言语和行为。患者通常无缘无故地谩骂或打击身边的人，动作突然，防不胜防，对象无特异性，任何在他身边的人都会受到攻击和辱骂，越是亲近的人或者越是和他生活在一起的人越容易遭受攻击和辱骂。这些也是因为不安所引起的自我保护行为，也是提醒家属带老人早期就诊的信号。

80. 药物、外伤会导致痴呆吗

答：药物亦能导致痴呆。我们常见的一些药物，如果服用过多的话，也是可能会导致老年痴呆的。

（1）抗精神失常药物。有报告指出，甲氧异丁嗪、氟哌啶醇可引起定向力障碍、计算力障碍等症状。抗抑郁剂，包括抗震颤麻痹剂均具有抗胆碱作用，可引起中枢性抗胆碱能综合征。抗抑郁药舒必利具有较强的抗多巴胺作用，盐酸丙脒嗪有抗胆碱及抗组胺作用，盐酸氯丙嗪也具有与后者相同的作用，但比之较弱。应用上述药物可出现记忆障碍及定向力障碍。

（2）抗癫痫药。有报告认为，适量应用苯妥英钠具有稳定神经膜的作用，过量使用则能导致智能低下（苯妥英钠脑病）。

（3）抗震颤麻痹药。据文献报道，由于苯海索（安坦）的抗胆碱作用，有的病例可出现记忆障碍（人名、地名、物品名称的记忆障碍）、行动障碍等老年痴呆症状。

（4）消化系统药物。据报道，西米替丁等 H_2 受体阻断剂在脑内可阻断组胺的作用，而造成谵妄、智能缺损、昏睡等。当并用盐酸阿米替林等中枢性受体阻断剂时，应多加注意。此外，投予具有抗呕吐作用的灭吐灵时，因有致锥体外系症状的副作用，可引起震颤麻痹的症状和精神功能的抑制。

脑外伤是诱发老年性痴呆的病因之一，老年患者在脑外伤后出现痴呆比较常见，除了情感和反应力等多方面的损害表现外，主要表现为认知功能障碍。

81. 痴呆发病与饮食有关吗

答：在常见的痴呆中，血管性痴呆发病与饮食习惯关系较为密切。经过调查发现，血管性痴呆的绝大多数患者为男性，存在长期不健康的饮食习惯，如偏爱咸辣厚重的味道和油腻食物、嗜烟好酒、烟龄酒龄都在10年以上、不吃早餐或早餐过于随便、午餐不按时、晚餐过于丰富等，导致疾病丛生，后半生在病痛甚至痴呆中度过。科学的饮食习惯应做到品种丰富，杂粮、蔬菜水果、乳制品、肉类合理搭配，吃法上也有依据："早上吃得好，中午吃得饱，晚上吃得少"，结合戒烟限酒，锻炼身体，定期体检，避免悲剧发生。

82. 痴呆与哪些重金属的摄入有关

答：痴呆与以下重金属的摄入有一定的联系：

（1）铝：铝是一种低毒且为人体非必需的微量元素，是引起多种脑疾病的重要因素。它是多种酶的抑制剂，其毒性能影响蛋白质合成和阻滞神经介质的传导。铝可使脑内酶的活性受到抑制，从而使精神状态日渐恶化。因此，长期过量摄入铝，可导致老年痴呆。老年性痴呆患者死后检查证实：脑内铝含量明显超过正常人。据报道，饮水中含有铝浓度较高的地区，该病的发病率也较高。

（2）锌：锌是许多蛋白质、核酸合成酶的成分，能促使细胞的更新，增强免疫功能，与心、脑动脉硬化有密切关系。锌在大脑分布有一定区域性，松果体特别多，其次是边缘系统的皮质部，特别是齿状回和海马。缺锌时影响脑功能，尤其是海马功能，海马能参与学习、记忆、情绪和条件反射的形成。因此，锌可强化记忆力，延缓脑的衰老。

（3）锰：锰在脑部的分布较多，它在脑组织中能激活单磷酸腺苷，在脑神经递质中起调节作用。老年人缺锰，会出现智力下降，反应迟钝。

（4）硒：硒有抗氧化作用，调节机体免疫功能。体内缺硒时酶的催化作用减弱，脂质过氧化反应强烈。过氧化脂质对细胞膜、核酸、蛋白质和线粒体的破坏，导致不可逆损伤，这些长期反复作用，造成恶性循环，可促使大脑和整个机体衰老。

（5）锗：有机锗（系无机锗通过菌丝转化而成）的主要作用在它的供氧功能和脱氧能力，能清除自由基，降低氧消耗，从而保护大脑。

（6）铜：高铜可增加体内自由基水平，改变脂类代谢，导致动脉粥样硬化并加速细胞的老化和死亡。近年研究表明，铜在脑中某些部位沉积，可导致脑萎缩、灰质和白质退行性改变、神经元减少，最后发展为老年性痴呆。如果是高铜引起的老年性痴呆，除应积极治疗肝豆状核变性病（肝脏合成铜蓝蛋白能力低于正常人，使铜大量沉积在大脑等器官）外，还要限制富含铜的食物，如可可粉、干茶叶、动物肝脏、核桃和芝麻酱。

83. 老年性痴呆跟抑郁有关系吗

答：首先是起病与病程不同：相较而言，老年抑郁症起病较快、发展迅速，而老年痴呆的起病、发展都较为缓慢。

从症状的持续性上：老年痴呆患者的情绪变化多、不稳定，像年幼的孩子，不像老年抑郁症的抑郁状态会持续较久。

从智能角度上：老年抑郁症患者有时似乎会表现出智能上的障碍，但这种障碍是暂时性、部分性的，每次的智能检查结果都不相同；而老年痴呆患者的智能损害是全面性的，而且呈进行性的恶化。

是否有中枢神经系统的症状：老年抑郁症患者不会出现中枢神经系统的症状，脑 CT 检查结果也没有阳性发现；而老年痴呆患者的情况则相反，他们会有中枢神经系统的症状与体征，不少患者还有高血压、动脉硬化或者“小中风”的病史，脑部 CT 检查会发现不同程度的脑萎缩或（和）脑梗死的表现。

抗抑郁药物效果不同：使用了抗抑郁药物后，老年抑郁症患者会开始康复，恢复到病前自如的神态；而抗抑郁药物对老年痴呆患者起不到任何作用。不过需要注意的是，有一部分老年痴呆患者在病程的早期也会出现一些抑郁症状，很像患了老年抑郁症，只是到了疾病的中晚期，老年痴呆的真正面目才会充分表现出来。

84. 老年性痴呆跟文化水平有关系吗

答：受教育程度与痴呆的发病率有关。受教育程度越低，痴呆的发病率越高。有研究显示，未受教育者痴呆的相对危险是受过小学教育和中学教育者的2倍。因此，低教育水平也是痴呆的一个独立危险因素，而受教育较差者，其知识储备不高，承受认知损伤的能力较差，并在智能素质方面也可能会低于高教育水平患者。

85. 老年人心理、社会关系与痴呆有何关系

答：上海市精神卫生中心对造成老年人痴呆的心理社会因素进行调查，结果发现，导致阿尔茨海默病发生的因素包括无业或蓝领职业、不阅读书报、没有阅读习惯、无园艺劳动、心理健康感差、不在婚姻状态、不良生活事件、不与配偶住、不参加集体活动、教育程度低和不观光旅游等，导致血管性痴呆的主要心理社会因素有不参加集体活动、对生活不满意、不良生活事件和抑郁。此外还有健康感不良、情绪不良、睡眠过多、不照顾家人、不访问亲友、不工作、不参加兴趣活动和受教育程度低等。研究表明，心理、社会因素在老年痴呆发生和发展中可能产生重要影响。

86. 无症状腔隙性脑梗死有什么表现

答：无症状腔隙性脑梗死是临床上常见的脑卒中的表现形式，多数人是在体检时通过脑CT或脑MRI检查发现有腔隙性梗死（非常小的梗死灶），但本人无明显临床表现。腔隙性脑梗死是由于持续性高血压和小动脉硬化所引发的特殊脑血管疾病。其主要的特点是症状较轻、体征单一、预后较好，患者在腔隙性脑梗死发作时，身体没有什么特殊的症状出现，不像脑梗死的症状那么明显和严重。但是这样的情况也是属于需要警惕的症状，如

果不能很及时地进行有效治疗和控制的话，也是会让病情加重的。近期的一项试验对1015人（年龄为60～90岁）无症状脑梗死与痴呆风险之间的联系进行了分析，发现无症状卒中能使痴呆发生的风险增加1倍。

87. 脑卒中会引起痴呆吗

答：脑卒中（无论是脑梗死还是脑出血）是痴呆尤其是血管性痴呆的直接危险因素。多发性脑梗死存活3个月内痴呆发生率在41%以上，即使1～2个腔隙性脑梗死灶，也会增加痴呆发病的风险。美国纽约一项对1766例无痴呆的受试者随访8年后发现，有卒中病史者老年性痴呆的年发生率为5.2%，无卒中者仅为4%；在无其他危险因素的情况下，卒中与阿尔茨海默病发病风险之间有轻微的联系，假如还有其他血管危险因素，如高血压、心脏病或糖尿病，则阿尔茨海默病的风险将增加2～4倍。而脑卒中对于血管性痴呆则是其主要发病机制。因此脑卒中与痴呆存在紧密联系。

88. 血脂增高会引起痴呆吗

答：研究表明高脂血症和高血压是老年痴呆的两大危险因素，如果这两大危险因素与遗传因素一起作用于一个人，那么这个人患痴呆的概率将是其他人的8倍。临床与流行病学研究提示，他汀类降脂药物有抗痴呆作用。这些都说明高脂血症可明显增加老年痴呆的发病率，是老年痴呆发生的重要因素。高脂血症可以促使脑动脉粥样硬化，加快动脉斑块形成，易使高血压形成动脉斑块及斑块破裂，故而增加了脑血栓、脑栓塞、脑出血、脑软化、脑萎缩等脑血管疾病发生率，易引发血管性痴呆。同时高脂血症还可以促使β淀粉样蛋白在脑组织里大量沉积。β淀粉样蛋白在细胞内沉积聚集后具有很强的神经毒性作用，它沉积在神经元外形成“老年斑”；进入神经元内，导致tau蛋白过度磷酸化，形成神经元纤维缠结。老年斑和神经元纤维缠结是诊断阿尔茨海默病的两个重要的病理依据，促使阿尔茨海默病的发生。对阿尔茨海默病患者脑组织病理学改变与血胆固醇水平的相关研究发现，胆固醇水平增高10%即可使脑内β淀粉样蛋白生成增加2倍。积极的防治高脂血症，如低脂、低胆固醇饮食，在医生指导下使用降脂药物治疗等，不仅可有效地治疗心脑血管疾病，而且还可预防阿尔茨海默病和血管性痴呆。

89. 糖尿病会引起痴呆吗

答：糖尿病是触发血管性痴呆的一个危险原因。20%的血管性痴呆患者有糖尿病史。糖尿病合并有缺血性卒中的患者，痴呆的发生率为12.2%，这个数字仅低于有高血压的血管性痴呆患者比例。虽非所有糖尿病患者都会患痴呆，也不是所有痴呆患者都患有糖尿病，但糖尿病患者更容易患痴呆。其患老年性痴呆的概率比非糖尿病患者高30%～65%。糖尿病患者往往会伴随认知功能下降、记忆力减退，随之可发展成痴呆，从某种程度上讲糖尿病可导致痴呆。糖尿病可能通过以下机制导致痴呆：①血管损害。血糖高的人容易出现血管损害或阻塞，影响脑部供血或引发中风。因为大脑的海马、额叶、颞叶、大脑皮质等神经元与学习记忆能力密切相关，对缺血非常敏感，容易造成损伤引发痴呆。②β淀粉样蛋白所致。它是由细胞分泌，在细胞内沉积聚集后具有很强的神经毒性作用，是老年痴呆患者脑神经元变性的主要原因。糖尿病会导致淀粉样蛋白在胰岛素中大量聚集，并有可能使这种蛋白通过血液循环在脑部大量聚集而引发老年痴呆。③胰岛素分泌异常。脑内的胰岛素具有维持成熟神经元存活、调节β淀粉样蛋白、保护脑神经等作用。人脑内与认知功能相关的海马、大脑皮质等组织，不仅产生局部胰岛素，还存在胰岛素受体，所有胰岛素及其信号传导通路与认知功能密切相关。糖尿病患者体内胰岛素分泌异常和胰岛素抵抗，可引起代谢紊乱，神经元损伤，造成认知功能障碍，引发痴呆。

90. 心脏病患者会患痴呆吗

答：有人曾提出，大脑是信息脑（第一大脑），心脏是能力脑（第二大脑）。心与脑之间存在着紧密的联系。心脏和大脑通过神经相互联系，大脑通过神经传导指令调节心脏的节律、频率和工作强度，而心脏通过自身的活动将信息反馈给大脑，大脑将接收到的信息经过加工后再反馈地调节心脏的活动，所以大脑的病变会影响心脏，心脏的病变也会影响大脑。研究发现，凡是接受过冠状动脉搭桥手术的患者，其中接近半数的人在出院时存在不同程度的认知功能减退，这种情况一般能持续5年左右。这表明在冠状动脉搭桥术后，早期认知功能减退能预测到远期认知功能的缺损。冠心病患者认知功能与对照组相比降低，去世后尸检可见脑内老年斑明显比对照组多。

同样，心肌梗死也是促使血管性痴呆的高危因素。一项对337名卒中3个月患者的观察发现，卒中患者有既往心肌梗死史的血管性痴呆患者为19.6%，非痴呆者为17.4%。痴呆组中有既往心肌梗死病史人数明显高于非痴呆组。心肌梗死通常是动脉硬化的结果，而动脉硬化在影响到心血管的同时，一定程度上会影响到脑血管。动脉硬化后的管腔狭窄可能会引发脑循环障碍，甚至是脑缺血，促使神经细胞死亡、丢失以致发生痴呆。

有同样影响因素的还有心房纤颤患者，极易发生卒中及血管性痴呆。心房纤颤患者痴呆发生率为8%，女性和75岁以下的心房纤颤患者尤为明显。无症状脑梗死可能是心房纤颤和血管性痴呆相关的基础，心房纤颤会引起心脏输出血量减少，导致脑部低灌注，是脑损害和认知障碍的机制之一。因此认为心房纤颤是认知功能下降的独立决定因素。但心肌梗死后并发的心律失常与单纯的心律失常对认知功能的影响到目前为止尚不清楚。

91. 高同型半胱氨酸血症与痴呆有什么关系

答：同型半胱氨酸是体内蛋白质中存在的一种亚氨基酸。当人们大量吃动物蛋白而少吃水果、蔬菜时，血液中的同型半胱氨酸的含量便会增加。

同型半胱氨酸增高是血管性痴呆危险因素之一。可导致血管内皮损伤，动脉粥样硬化，灌注不足，影响到脑细胞的代谢。同型半胱氨酸加剧了神经元的氧化损害，降低了海马神经元DNA的修复功能，增加了海马神经元对 β 淀粉样蛋白毒性的敏感性，从而增加罹患痴呆的风险。血清同型半胱氨酸大于14mmol/L时，患痴呆的危险性成倍增加。血清同型半胱氨酸每增加5μmol/L，痴呆的危险性增加40%。阿尔茨海默病患者血清同型半胱氨酸高，但叶酸和维生素 B_{12} 含量比对照组低。

波士顿大学研究人员对居住在波士顿附近1000多位68岁以上的老人进行了为期10年的同型半胱氨酸含量检测，8年以后，10%的人患有不同程度痴呆病。研究人员认为，同型半胱氨酸能损伤血管和神经，和脑卒中及心脏病发作也存在关联。

维生素、水果和蔬菜中的叶酸都有助于将同型半胱氨酸转变成身体需要的氨基酸。人们可以通过多吃水果和蔬菜来减少体内同型半胱氨酸的含量。

92. 老年人性格改变是老年性痴呆吗

答：性格的改变同老年人脑的退化密切相关，同时脑对下部的控制减弱，使大脑皮层下部的原始冲动占优势，从而也会影响性格。性格改变与基因、环境等有关，需除外老年痴呆、糖尿病、脑动脉硬化及甲亢等疾病。其中，性格改变是相当一部分老年性痴呆患者的表现，他们如果变得极为敏感多疑或者非常恐惧或变得越来越暴躁、固执等，都应考虑老年痴呆。家属常反映患者发病后像“换了一个人”，脾气很好的老人突然脾气变得很暴躁，一点小事就发脾气、骂人；说话的口气也很不好，让人难以接受；甚至于无缘无故怀疑老伴有外遇，怀疑子女偷钱等，让家庭陷入痛苦之中。因此，虽然性格改变的原因很多，但是老年人性格改变要警惕痴呆发生。

93. 老年人性格改变的具体表现有哪些

答：老人性格改变的主要表现为：①情绪化倾向，包括情感需求增加，感情脆弱，易冲动，多愁善感，郁结在心；脾性逆向变异，出现与原脾性不同的行为，如从随和变任性；自我概念衰弱，以自卑、自怜和衰老感退行性改变。②患者出现复杂的人格改变和社会行为衰退，如冷漠、自私、好斗、不再谦虚、礼貌行为减少，人格障碍更为突出，如忽视个人卫生、随地大小便、不注重仪表，甚至赤身漫步等。③有的患者饮食模式发生改变，饮食过度无节制，喜食甜食，将不可食的东西放入口中品尝，如吞食肥皂等。④日常生活的灵活性逐渐丧失，变得刻板，如过分严格守时，每天精确的在同一时间进行相同的特定活动，反复吟唱同一首曲，说话不许他人打断。⑤一些患者还出现异样行为，如反复开关电视、门窗，用桌上的剪刀剪书籍，见到苍蝇拍就做拍打动作。⑥部分患者出现说话减少，不主动讲话，对问话回答简短。

94. 如何分辨假性痴呆

答：良好的感觉与运动机能、良好的注意力、记忆力、丰富的储备等，都是智力的预备条件或基础，而这些必须在意识清晰下，即在大脑网状结构维持皮层张力的背景上才能保持良好的状态。而一部分人在精神因素影响下，出现了不同的意识障碍，也即抑制了网状结构的上行激活系统，使大脑皮层进入抑制状态，而皮层下出现脱抑制。若大脑皮层的抑制向皮质下部位扩张，可产生深部抑制状态，这就使其感知觉迟钝，感觉阈值增高，注意力难于集中，思维迟缓，记忆力差，情感淡漠，定向力差等症状。

假性痴呆大都就是伴随意识障碍而出现的暂时性脑机能障

碍，并非真正的智能缺损，它多系强烈的精神创伤而产生，突然发生，也可突然消失，一般维持时间较短。表现智能缺损的程度不如痴呆严重，且智能障碍不一致，如患者对简单问题不能正确回答，但对复杂的问题反而可正确回答。其智能障碍通过适当的治疗和处理，在短期内可以完全恢复正常，实为意识改变而非真正的智能缺损。智能缺损似乎特别严重，对简单问题也不能正常回答，能理解问题的性质，但回答荒谬，给人故意做作的印象，对各种问题的回答往往接近于正确答案，近似而不准确，有时患者精神活动回到童年时代，带有明显的稚气。经身体及神经系统检查并没有出现有问题的结果。

95. 痴呆常用量表有哪些

答：中文简易智力状态检查量表（MMSE）是最具有影响的认知功能筛查工具，其余痴呆常用量表：①长谷川痴呆量表：评分简单，不受文化程度影响，敏感性和特异性较高，是筛选阿尔茨海默病较理想的工具。②常识–记忆力–注意力测验：又名 Blessed 痴呆量表，主要检查近记忆、远记忆和注意力，这些能力常在痴呆早期即受累，测验敏感性较好。③画钟测验：对顶叶和额叶损害敏感，常用于痴呆的筛查。画钟测验从正常人中检出阿尔茨海默病患者的敏感度为 86.0%，特异性为 96.0%。④世界卫生组织老年成套神经心理测验：由听觉词汇学习测验、分类测验、语言测验、运动测验、视觉辨认功能测验、数字连线测验和结构能力测验等 7 项分测验构成。经临床应用，其诊断阿尔茨海默病的敏感度为 85.7%，特异度为 92.8%。⑤韦氏记忆量表及其中国修订本：WMS 反映受试者记忆功能的概况和各方面记忆的特点。主要测查长时记忆、时空定向、注意力、短时记忆、图形视觉记忆、图画视觉记忆、语言联想记忆、触知和空间知觉记忆、言语理解记忆等。

96. 什么是中文简易智能量表

答：中文简易智力状态检查量表（MMSE）：MMSE 是最具有影响的认知功能筛查工具，在国内外被广泛使用，具有敏感性好、易操作等优点。MMSE 信度良好，联合检查的组内相关系数为 0.99，相隔 48 ～ 72 小时重测，组内相关系数可达 0.91。MMSE 具有相当高的平行效度，与 Blessed 痴呆量表、长谷川痴呆量表、日常生活活动能力量表以及 Pfeffer 功能活动量表的相关系数也较高，与韦氏智力量表的平行效度也比较好。国内研究表明，以文盲组 17/18 分，小学组 20/21 分，中学以上组 24/25 分为分界值，MMSE 在痴呆筛查诊断中的敏感度为 92.5%，特异度为 79.1%。但 MMSE 量表也有其缺点：①受教育程度的影响大，教育程度高的老人可能会出现假阴性，教育程度低的老人可能会出现假阳性，对轻度认知功能障碍的检出不敏感。②记忆力检查如命名测验过于简单。③受语言的影响大，操方言者可能会出现假阳性。④语言项目占绝大部分，非语言部分项目少。

97. 中文简易智能量表评分标准是什么

答：中文简易智能量表的检测内容包括：记忆力、注意力、计算力、回忆能力、语言能力、复述能力、阅读能力、书写能力及结构能力等。

判定标准：①认知功能障碍：最高得分为 30 分，分数在 27 ～ 30 分为正常，分数＜ 27 为认知功能障碍；②痴呆划分标准：文盲≤ 17 分，小学程度≤ 20 分，中学程度（包括中专）≤ 22 分，大学程度（包括大专）≤ 23 分；③痴呆严重程度分级：轻度 MMSE ≥ 21 分；中度，MMSE10 ～ 20 分；重度，MMSE ≤ 9 分。

98. 什么是阿尔茨海默病

答：阿尔茨海默病（Alzheimer disease，AD）是一种起病隐匿的进行性发展的神经系统退行性疾病。临床上以记忆障碍、失语、失用、失认、视空间技能损害、执行功能障碍以及人格和行为改变等全面性痴呆表现为特征，病因迄今未明。65 岁以前发病者称早老性痴呆，65 岁以后发病者称老年性痴呆。该病起病缓慢或隐匿，患者及家人常说不清何时起病。多见于 70 岁以上（男性平均 73 岁，女性为 75 岁）老人，少数患者在躯体疾病、骨折或精神受到刺激后症状迅速明朗化。女性较男性多（女:男为 3:1）。主要表现为认知功能下降、精神症状和行为障碍、日常生活能力的逐渐下降。

99. 阿尔茨海默病的诊断标准是什么

答：阿尔茨海默病的诊断标准是：

（1）工作能力或日常生活功能受到影响。

（2）比以往的功能和执行力水平有所下降。

（3）无法用谵妄或主要精神障碍解释。

（4）通过联合以下两者来检测和诊断患者的认知损害：①来自患者和知情人的病史采集。②客观的认知评价——简单的精神状态检查或神经心理学测验。当常规的病史和简易精神状态检查结果不足以形成确凿的诊断时，应进行全面的神经心理学测验。

（5）包括以下至少两个领域的认知或行为损害：①学习并记住新信息的能力受损。症状包括：重复问题或谈话，乱放个人财物，忘记重要事件或约会，在一个熟悉的路线上迷路等。②推理能力和处理复杂任务的能力受损，判断力差。症状包括：对安全隐患的理解力差，无法管理财务，决策能力差，无法规划复杂或连续的活动。③视空间功能受损。症状包括：不能识别面孔或常见物品，尽管视力很好仍不能通过直接观察找到物品，不能操作简单的工具，穿衣定向障碍等。④语言功能受损（说、读、写）。症状包括：说话时找词困难、犹豫不决，语言、拼写或书写错误。⑤人格、行为或举动改变。症状包括：异常的情绪波动如激动不安、动机缺乏、主观努力、淡漠、失去动力、回避社交，对以往活动的兴趣减低、失去同理心、强迫的或强迫观念行为、同社会相悖的行为等。

100. 哪些因素会影响阿尔茨海默病诊断的准确性

答：痴呆的诊断依赖于详细的病史、体格检查、神经系统检查和精神行为检查及必需的神经心理学量表测试，在确定痴呆后应检查其病因，需进行相关的实验室检查。如何进行准确的诊断，关系到患者的治疗及预后，而影响痴呆和阿尔茨海默病诊断的因素有很多。首先是不能详细准确地采集病史，在阿尔茨海默病发生早期，智能障碍不明显，可能误诊为良性健忘。其次，在阿尔茨海默病晚期，患者可能会出现严重的精神障碍，会误诊为精神分裂症。目前，阿尔茨海默病诊断主要依赖临床表现，实验室检查难以确诊，活检技术较复杂，开展率低，不利于阿尔茨海默病的诊断。

101. 阿尔茨海默病的分期与特点

答：根据认知能力和身体机能的恶化程度，阿尔茨海默病可分为三个阶段。

第一阶段（1～3年）：为轻度痴呆期。表现为记忆减退，对近事遗忘突出；判断能力下降，患者不能对事件进行分析、思考、判断，难以处理复杂的问题；工作或家务劳动漫不经心，不能独立进行购物、经济事务等，社交困难；尽管仍能做些已熟悉的日常工作，但对新的事物却表现出茫然难解，情感淡漠，偶尔激惹，常有多疑；出现时间定向障碍，对所处的场所和人物能做出定向，对所处地理位置定向困难，复杂结构的视空间能力差；言语词汇少，命名困难。

第二阶段（2～10年）：为中度痴呆期。表现为远近记忆严重受损，简单结构的视空间能力下降，时间、地点定向障碍；在处理问题、辨别事物的相似点和差异点方面有严重损害；不能独立进行室外活动，在穿衣、个人卫生以及保持个人仪表方面需要帮助；计算不能；出现各种神经症状，可见失语、失用和失认；情感由淡漠变为急躁不安，常走动不停，可见尿失禁。

第三阶段（8～12年）：为重度痴呆期。患者已经完全依赖照护者，严重记忆力丧失，仅存片段的记忆；日常生活不能自理，大小便失禁，呈现缄默、肢体僵直，查体可见锥体束征阳性，有强握、摸索和吸吮等原始反射。最终昏迷，一般死于感染等并发症。

102. 阿尔茨海默病患者的临床表现有哪些

答：阿尔茨海默病的临床表现有以下几点：

（1）起病隐袭，精神改变隐匿，早期不易被家人觉察，不清楚发病的确切日期，偶遇热性疾病、感染、手术、轻度头部外伤或服药患者因出现异常精神错乱而引起注意，也有的患者可主诉头晕、难于表述的头痛、多变的躯体症状或自主神经症状等。

（2）逐渐发生的记忆障碍（memory impairment）或遗忘是阿尔茨海默病的重要特征或首发症状。①近记忆障碍明显：患者不能记忆当天发生的日常琐事，记不得刚做过的事或讲过的话，忘记少用的名词、约会或贵重物件放于何处，易忘记不常用的名字，常重复发问，以前熟悉的名字易搞混，词汇减少。远事记忆可相对保留，早年不常用的词也会失去记忆。Albert等检查患者记忆重要政治事件日期和识别过去及当前重要人物的照片，发现记忆丧失在某种程度上包括整个生命期。② Korsakoff遗忘状态：表现为近事遗忘，对1～2分钟前发生的事情可完全不能记忆，易遗忘近期接触过的人名、地点和数字，为填补记忆空白，患者常无意地编造情节或远事近移，出现错构和虚构，学习和记忆新知识困难，需数周或数月重复，才能记住自己的床位和医生或护士的姓名。检查时重复一系列数字或词，即时记忆常可保持，短时和长时记忆不完整，但仍可进行某些长时间建立的模式。

（3）认知障碍（cognitive impairment）是阿尔茨海默病的特征性表现，随病情进展逐渐表现明显。①语言功能障碍：特点是命名不能和听与理解障碍的流利性失语，口语由于找词困难而渐渐停顿，使语言或书写中断或表现为口语空洞、缺乏实质词、冗赘而喋喋不休；如果找不到所需的词汇，则采用迂回说法或留下未完成的句子，如同命名障碍；早期复述无困难，后期困难；早期保持语言理解力，渐渐显出不理解和不能执行较复杂的指令，口语量减少，出现错语症，交谈能力减退，阅读理解受损，朗读可相对保留，最后出现完全性失语。②视空间功能受损：可早期出现，表现为严重定向力障碍，在熟悉的环境中迷路或不认家门，不会看街路地图，不能区别左、右或泊车；在房间里找不到自己的床，辨别不清上衣和裤子以及衣服的上下和内外，穿外套时手伸不进袖子，铺台布时不能把台布的角与桌子角对应；不能描述一地与另一地的方向关系，不能独自去以前常去的熟悉场所；后期连最简单的几何图形也不能描画，不会使用常用物品或工具如筷子、汤匙等。③失认及失用：可出现视失认和面容失认，不能认识亲人和熟人的面孔，也可出现自我认识受损，产生镜子征，患者对着镜子里自己的影子说话。可出现意向性失用，每天晨起仍可自行刷牙，但不能按指令做刷牙动作；以及观念性失用，不能正确地完成连续复杂的运用动作，如叼纸烟、划火柴和点烟等。④计算力障碍：常弄错物品的价格、算错账或付错钱，不能平衡银行账户，最后连最简单的计算也不能完成。

（4）精神障碍：①抑郁心境、情感淡漠、焦虑不安、兴奋、欣快和失控等，主动性减少，注意力涣散，白天自言自语或大声说话，害怕单独留在家中，少数患者出现不恰当或频繁发笑。②部分患者出现思维和行为障碍等，如幻觉、错觉、片段妄想、虚构、古怪行为、攻击倾向及个性改变等，如怀疑自己年老虚弱的配偶有外遇，怀疑子女偷自己的钱物，把不值钱的东西当作财宝藏匿，认为家人做密探而产生敌意，不合情理地改变意愿，持续忧虑、紧张和激惹，拒绝老朋友来访，言行失控，有冒失的风险投资或色情行为等。③贪食行为，或常忽略进食，多数患者失眠或夜间谵妄。

103. 哪些因素容易引发阿尔茨海默病

答：该病可能是一组异质性疾病，在多种因素（包括生物和社会心理因素）的作用下才发病。从目前研究来看，该病的可能因素和假说多达30余种，如家族史、女性、头部外伤、低教育水平、甲状腺病、母育龄过高或过低、病毒感染等。下列因素与该病发病有关：

（1）家族史：绝大部分的流行病学研究都提示，家族史是该病的危险因素。某些患者的家属成员中患同样疾病者高于一般人群，此外还发现先天愚型患病危险性增加。进一步的遗传学研究证实，该病可能是常染色体显性基因所致。最近通过基因定位研究发现，脑内淀粉样蛋白的病理基因位于第21对染色体。可见痴呆与遗传有关是比较肯定的。与阿尔茨海默病有关的遗传学位点，目前已知的至少有以下4个：早发型阿尔茨海默病基因座分别位于21、14、1号染色体。相应的可能致病基因为APP、S182和STM–2基因。迟发型阿尔茨海默病基因座位于19号染色体，可能致病基因为载脂蛋白E（APOE）基因。

（2）一些躯体疾病：如甲状腺疾病、免疫系统疾病、癫痫等，曾被作为该病的危险因素研究。有甲状腺功能减退史者，患该病的相对危险度高。该病发病前有癫痫发作史较多，偏头痛或严重头痛史与该病无关。不少研究发现抑郁症史，特别是老年期抑郁症史是该病的危险因素。最近的一项病例对照研究认为，除抑郁症外，其他功能性精神障碍如精神分裂症和偏执性精神病也有关。曾经作为该病危险因素研究的化学物质有重金属盐、有机溶剂、杀虫剂、药品等。铝的作用一直令人关注，因为动物实验显示铝盐对学习和记忆有影响，流行病学研究提示痴呆的患病率与饮水中铝的含量有关。可能由于铝或硅等神经毒素在体内的蓄积，加速了衰老过程。

（3）头部外伤：头部外伤指伴有意识障碍的头部外伤，脑外伤作为该病危险因素已有较多报道。临床和流行病学研究提示，严重脑外伤可能是该病的病因之一。

（4）其他：免疫系统的进行性衰竭、机体解毒功能削弱及慢病毒感染等，以及丧偶、独居、经济困难、生活颠簸等社会心理因素可成为发病诱因。

104. 阿尔茨海默病患者需要做哪些辅助检查

答：阿尔茨海默病患者需要做的主要辅助检查有：

（1）血液学检查：主要用于发现存在的伴随疾病或并发症，

发现潜在的危险因素，排除其他病因所致痴呆，包括血常规、血糖、血电解质包括血钙、肾功能和肝功能、维生素 B_{12}、叶酸水平、甲状腺素等指标。

（2）脑脊液检查：脑脊液细胞计数、蛋白质、葡萄糖和蛋白电泳分析，血管炎、感染或脱髓鞘疾病疑似者应进行检测。快速进展的痴呆患者应行 14–3–3 蛋白检查，有助于朊蛋白病的诊断。

（3）脑电图（EEG）：阿尔茨海默病的 EEG 表现为 α 波减少、θ 波增高、平均频率降低的特征。但 14% 的患者在疾病早期 EEG 正常。EEG 用于阿尔茨海默病的鉴别诊断，可提供朊蛋白病的早期证据，或提示可能存在中毒 – 代谢异常、暂时性癫痫性失忆或其他癫痫疾病。

（4）神经影像学检查：头颅 CT 和 MRI 检查，可显示脑皮质萎缩明显，特别是海马及内侧颞叶，支持阿尔茨海默病的临床诊断。与 CT 相比，MRI 对检测皮质下血管改变和提示有特殊疾病（如多发性硬化、进行性核上性麻痹、多系统萎缩、皮质基底节变性、朊蛋白病、额颞叶痴呆等）的改变更敏感。

18F– 脱氧核糖葡萄糖正电子扫描（18FDG–PET）可显示颞顶和上颞 / 后颞区、后扣带回皮质和楔前叶葡萄糖代谢降低，揭示阿尔茨海默病的特异性异常改变。

（5）神经心理学及量表检查：对痴呆的诊断与鉴别有意义，常用简易智能状态检查量表（mini–mental state examination，MMSE）、韦氏成人智力量表（WAIS–RC）、临床痴呆评定量表（CDR）和 Blessed 行为量表（BBBS）等，神经心理测试可确定记忆、认知、语言及视空间功能障碍的程度，建立痴呆的诊断，

Hachinski 缺血积分（HIS）量表用于与血管性痴呆的鉴别。

105. 阿尔茨海默病患者一定要做头部 CT 或 MRI 吗

答：脑萎缩是大脑老化的特征性改变，可以通过做 CT 和 MRI 检测出来。大量研究表明，脑萎缩是促使阿尔茨海默病早发现的危险因素之一，脑萎缩部位和萎缩程度与某些痴呆病的发生存在一定的联系。某种意义上说，通过观察脑萎缩反生的部位和程度可作为判定不同类型痴呆病危险性的依据，如胼胝体嘴部和底部萎缩者多见于阿尔茨海默病。但胼胝体膝部萎缩以多发梗塞性痴呆最明显。皮层下缺血性血管性痴呆的发生主要取决于海马和皮质的萎缩程度，不对称性萎缩常见于额颞叶痴呆。脑 CT 与 MRI 有助于阿尔茨海默病患者与正常脑老化的鉴别。脑 CT 可排除与阿尔茨海默病相似的痴呆症状和临床病程的器质性脑病，而 MRI 则有助于早期诊断阿尔茨海默病。

106. 哪些疾病与阿尔茨海默病相似

答：以下几种病与阿尔茨海默病容易混淆，应仔细区别：

（1）轻度认知功能障碍（MCI）：仅有记忆力障碍，无其他认知功能障碍，如老年性健忘。人类的单词记忆、信息储存和理解能力通常在 30 岁达到高峰，近事和远事记忆在整个人生期保持相对稳定，健忘是启动回忆困难，通过提示回忆可得到改善；遗忘是记忆过程受损，提示也不能回忆。阿尔茨海默病患者还伴有计算力、定向力和人格障碍等，这在正常老年人中很少见。

（2）血管性痴呆：血管性痴呆患者多有卒中史，认知障碍发生在脑血管病事件后3个月内，痴呆可突然发生或呈阶梯样缓慢进展，神经系统检查可见局灶性体征；特殊部位如角回、丘脑前部或旁内侧部梗死可引起痴呆，CT或MRI检查可显示多发梗死灶，除外其他可能病因。

（3）抑郁症性假性痴呆：抑郁症状包括抑郁心境，诉说情绪沮丧，对各种事物缺乏兴趣和高兴感，有罪或无用感；食欲改变或体重明显减轻，睡眠障碍如失眠或睡眠过度，活动减少，易疲劳或体力下降，难以集中思维或优柔寡断；反复想到死亡或自杀。认知功能障碍由精神创伤产生，表情做作，行为荒诞幼稚，目光依然机灵，影像学检查未见异常。经治疗后可以好转或恢复正常。

（4）额颞叶痴呆（Pick′s disease）：早期表现为人格改变、自知力差和社会行为衰退，遗忘、空间定向及认知障碍出现较晚。CT显示特征性额叶和颞叶萎缩，与阿尔茨海默病的弥漫性脑萎缩不同。

（5）帕金森病（PD）痴呆：PD患者的痴呆发病率可高达30%，表现为近事记忆稍好，执行功能差，但不具有特异性，神经影像学无鉴别价值。须注意约10%的阿尔茨海默病患者可发现Lewy小体，20%～30%的PD患者可见老年斑和神经元纤维缠结。帕金森病痴呆患者可同时有痴呆和帕金森病症状，常在脑皮质和白质发现神经元纤维缠结，老年斑和Lewy小体不常见。

（6）路易体痴呆：弥漫性Lewy体痴呆（dementia with Lewybody，DLB）表现为帕金森病症状、视幻觉、波动性认知功能障碍，伴注意力、警觉异常，运动症状通常出现于精神障碍后一年以上，患者易跌倒，对精神病药物敏感。

（7）其他：阿尔茨海默病尚需与酒精性痴呆、颅内肿瘤、慢性药物中毒、肝功能衰竭、恶性贫血、甲状腺功能减低或亢进、亨廷顿舞蹈症、肌萎缩侧索硬化症、神经性梅毒等引起的痴呆综合征鉴别。

107. 什么是血管性痴呆

答：根据病因、累及的血管、病变脑组织的部位、神经影像学和病理学特征可将血管性痴呆（vasculardementia，VD）分为多种类型，以下根据起病的形式简述几种主要的类型：

（1）急性血管性痴呆：①多梗死性痴呆（MID）：由多发性脑梗死累及大脑皮层或皮层下区域所引起的痴呆综合征，是血管性痴呆的最常见类型。表现为反复多次突然发病的脑卒中，阶梯式加重、波动病程的认知功能障碍，以及病变血管累及皮层和皮层下区域的相应症状体征。②关键部位梗死性痴呆（SID）：由单个脑梗死灶累及与认知功能密切相关的皮层、皮层下功能部位所导致的痴呆综合征。大脑后动脉梗死累及颞叶的下内侧、枕叶、丘脑，表现为遗忘、视觉障碍，左侧病变有经皮质感觉性失语，右侧病变空间失定向；大脑前动脉影响了额叶内侧部，表现为淡漠和执行功能障碍；大脑前、中、后动脉深穿支病变可累及丘脑和基底节而出现痴呆。表现为注意力、始动性、执行功能和记忆受损，垂直凝视麻痹、内直肌麻痹，会聚不能，构音障碍和轻偏瘫。内囊膝部受累，表现为认知功能突然改变，注意力波动，精神错乱、意志力丧失、执行功能障碍等。③分水岭梗死性痴呆：

属于低灌注性血管性痴呆。影像学检查在本病的诊断中有重要作用，表现为经皮质性失语、记忆减退、失用症和视空间功能障碍等。④出血性痴呆：脑实质内出血、蛛网膜下腔出血后引起的痴呆。丘脑出血导致认知功能障碍和痴呆常见。硬膜下血肿也可以导致痴呆，常见于老年人，部分患者认知障碍可以缓慢出现。

（2）亚急性或慢性血管性痴呆：①皮质下动脉硬化性脑病：呈进行性、隐匿性病程，常有明显的假性球麻痹、步态不稳、尿失禁和锥体束受损体征等。部分患者可无明确的卒中病史。②伴有皮质下梗死和白质脑病的常染色体显性遗传性脑动脉病：是一种遗传性血管病，晚期可发展为血管性痴呆。

108. 阿尔茨海默病与血管性痴呆相同吗

答：阿尔茨海默病和血管性痴呆是发病机制不同的两种疾病，两者并不相同，主要有如下方面的不同：①从病因与发病机制上说，阿尔茨海默病主要为神经系统变性，患者脑内乙酰胆碱水平下降，可能与遗传因素有关。而血管性痴呆主要为脑血管病变引起脑相应功能区的损害所致的痴呆。②从症状上来说，阿尔茨海默病患者出现智能的全面减退直至完全丧失。而血管性痴呆患者呈斑片性减退，血管性痴呆患者最多见的是时间定向力、计算力、近期记忆力、自发书写和抄写能力减低，智能的衰退并非是全面性的，患者对自己所患疾病亦保持一定的认识能力，定向力也保持相对完整。血管性痴呆是由各种原因引起的脑供血障碍导致的痴呆，多数患者都患有高血压、高血脂、动脉粥样硬化等疾病，出现痴呆症状之前往往合并有中风引起的症状体征，而阿尔茨海默病发病之前并不合并有此类症状。③其次影像学资料也有区别，血管性痴呆患者经过 CT 或 MRI 检查有多发的脑梗死病灶，总体积可达 50mL 以上，或有多发性腔隙性脑梗死，多位于丘脑、额颞叶，或有皮质下动脉硬化性脑病的表现。患者脑电图显示两侧非对称性的弥漫性慢波增强，α 波动率正常。④血管性痴呆另一个显著特点是随着脑血管供血障碍的改善，痴呆症状有可能逐渐减轻。这些都是两者不同的地方。

109. 血管性痴呆的病因是什么

答：血管性痴呆病因复杂，可能是由多种自身因素和外界环境因素综合作用的结果，其病因主要与以下方面有关。①脑血管壁病变。高龄、高血压、高血脂、糖尿病等，还有遗传性脑动脉病和脑淀粉样血管病等是导致脑血管壁病变的常见原因。②脑血管腔病变。缺血性和出血性脑血管病均为血管性痴呆的常见原因。脑出血大概分为硬膜下出血、蛛网膜下出血和脑实质出血。缺血性血管病，一是由于大血管多次缺血梗死引起痴呆，另一是小血管的多发性腔隙性脑梗死和慢性低灌注引流引起痴呆。③血流动力学的改变。这是由于外伤、上消化道大出血、严重感染、心律失常等，导致脑缺血缺氧，引起痴呆。综上所述，引起脑血管病的病因，实质上就是引起血管性痴呆的病因。脑血管病常见病因有脑动脉硬化、动脉栓塞、动脉炎、发育异常、血管损伤、心脏病、血液病、代谢病、高脂血症、糖尿病、血管肿瘤等。

110. 血管性痴呆的病理是什么

答：血管性痴呆的病理表现复杂多样，主要的有如下几方面：①脑萎缩。血管性痴呆患者中央性萎缩更明显，皮质下萎缩是导致血管性痴呆的一个重要因素。血管性痴呆患者脑萎缩和脑室扩大比老年人生理性萎缩和脑室扩大更明显。②脑梗死。梗死是血管性痴呆的主要病理改变。③脑出血。硬膜下出血和蛛网膜下出血慢性期表现为双侧半球隆凸上的一些水囊瘤，脑实质出血常见病理改变为血管壁坏死等。④脑白质病变。在血管性痴呆中脑白质常发生结构性病变，白质受损组织病变发生率占50%。⑤层性坏死和海马硬化。层性坏死是一种特殊缺血性病理改变，表现为大脑皮质、小脑皮质内某一种神经细胞脱失病，伴有胶质细胞增生。海马硬化是镜下可见海马CAI区的神经元丢失和神经胶质增生的一种病理表现。⑥颗粒性萎缩。多见于分水岭区，常见心脏骤停、颈内动脉闭塞或狭窄及多发性栓死引起，可见大脑表面呈颗粒状改变，皮层多发的孔样病灶或瘢痕。

111. 哪些人容易患血管性痴呆

答：血管性痴呆指各种脑血管病（包括缺血性脑血管病、出血性脑血管病以及脑缺血缺氧损害）引起的痴呆。因此易患脑血管疾病的人群都是容易得血管性痴呆的高危人群。从痴呆形成的原因来看，下列一些人群易患血管性痴呆。①老年人。与其他老年性痴呆疾病一样，血管性痴呆的发病率随着年龄的增长而成倍增加。流行病学调查发现，在超过60岁的人群中，年龄每增加5

岁，血管性痴呆的发病率就增加1倍。普遍认为年龄对血管性痴呆的作用是通过多方面影响的，例如脑的自身调节、细胞的新陈代谢、血脑屏障及自主功能方面的老化改变使脑血管易于受到损害。②有高血压病史者。高血压是所有血管性痴呆危险因素中最重要的一个，而且是血管性痴呆危险因素中为数不多的可以得到有效控制的因素之一。高血压与脑室扩大、脑萎缩及损害显著相关。一般认为，中年时期高血压与老年认知功能损害有关，而与血管性痴呆患者当时有无高血压无关。③糖尿病患者。大多数学者认为糖尿病是血管性痴呆的一个重要的危险因素，糖耐量降低可促进脑部大动脉及微小动脉粥样硬化，致使痴呆早发。神经心理学测验发现糖尿病患者在学习、记忆和信息接受能力上受到损害，对老年人损害更加明显。推测与脑部物质代谢紊乱及微血管损害有关。④患心律失常者。心律失常尤其是心房颤动的患者发生脑卒中及脑卒中后痴呆的危险性远高于正常人。⑤存在动脉粥样硬化患者。据报道周围血管疾病患者存在注意力、思维速度、视觉空间能力及视觉记忆力等认知能力方面的损害。周围血管疾病患者发病的主要原因是动脉粥样硬化，所以合并动脉粥样硬化患者易存在认知功能损害。⑥其他一些如酗酒、高血脂水平、高盐饮食、心理压力、家族遗传等人群也易患血管性痴呆。

112. 血管性痴呆的早期临床表现有哪些

答：血管性痴呆潜伏期长，早期症状不明显，可伴有一些躯体不适感，早期症状是以眩晕、头痛、肢体麻木、睡眠障碍及耳鸣等躯体不适感为多见。中晚期的痴呆患者以记忆障碍、情感障碍及智力障碍为主。因此血管性痴呆的主要临床表现包括局限性神经系统症状、体征和痴呆症状。

（1）神经系统症状体征。多数患者均有不同程度的局灶性神经系统症状体征。较常见的有：不同程度的肢体偏瘫、偏身感觉障碍、失语、失用、失认、癫痫发作、假性球麻痹、尿失禁等。由于脑梗死和脑出血损害的部位不同而出现的临床症状各异。若为左侧半球受累，可出现失语、失用、失读、失算等；右侧半球病变，则可有视觉空间障碍，而皮下神经核团或传导束的病变则可能出现运动、感觉和锥体外系征；有时出现幻觉、自言自语、木僵、淡漠等，也可出现构音障碍、吞咽困难、强哭、强笑等假性球麻痹表现。大脑后动脉供血区病变时，出现同侧偏盲、空间失认、自知力缺乏等。

（2）痴呆症状。脑血管病的结局为痴呆，其病情进展较快，呈明显的波动性、阶梯性加重。痴呆症状主要表现为注意力障碍、语言障碍、记忆障碍、视觉空间障碍、执行功能障碍等。随着症状的加重，患者的人格、行为等方面会发生改变，如患者可能会出现变得自私、吝啬、收集废物、夜间徘徊等，这时患者已进入全面性痴呆的晚期，在症状上血管性痴呆与阿尔茨海默病难以鉴别。

113. 血管性痴呆的主要辅助检查有哪些

答：用于血管性痴呆诊断的辅助检查较多，主要的有以下几个方面。①神经影像学检查：可显示脑血管病变的征象，如不同部位的脑梗死灶及白质疏松。目前常用的有 CT、MRI、弥散加权成像（DWI）、灌注成像PI、磁共振波谱分析（MRS）、单光子发射计算机体层摄影（SPECT）、正电子体层摄影（PET）、经颅多普勒超声（TCD）等。②神经电生理检查：主要为脑电图（EEG）检查。脑电图是脑细胞功能的最直接反映，它对了解脑电图功能和病情变化有重要价值。研究表明，血管性痴呆患者EEG变化特点是：痴呆越严重，脑电活动就越慢，其EEG改变就越明显。③血液和脑脊液检查：血管性痴呆患者血液流血改变常出现全血黏度增高，红细胞比容升高，纤维蛋白原增多等。④神经心理学检查：可了解认知功能损害的情况，常用的有简易精神状态量表（MMSE）、蒙特利尔认知评估量表（MoCA）、长谷川痴呆量表（HDS）、Blessed痴呆量表（BDS）、日常生活能力量表（ADL）、临床痴呆量表（CDR）、Hachinski缺血量表等。

114. 血管性痴呆的病程分几期

答：临床分期方法很多，归纳起来可分为三期。

（1）早期阶段。这一阶段的特征是记忆力障碍，特别是近期记忆力障碍，常常是痴呆的早期症状，表现在自己熟悉的东西不知放在何处，记不住朋友名字，刚吃过的饭菜回忆不起来，做过的事很快忘记，注意力不集中，兴趣和积极性减退。这一阶段病程进展缓慢，患者生活完全自理，因而不易引起注意，往往被认为是老年人自然衰老的过程。

（2）中期阶段。这一阶段的特征是患者有明显的认知障碍，记忆力障碍由近期发展到远期，定向力也出现障碍，工作能力、计算力明显下降，理解判断能力也受损。患者不能胜任原来的工作，出现情绪不稳、易怒、抑郁、感情失控等，还可表现为行为异常、性格变化、幻想等。家属及同事感到患者属于病态，并到医院就诊。因此我们在门诊看到的痴呆患者大部分属于中期。这一阶段患者的生活能力降低，只能料理部分生活，开始需要别人的帮助。

（3）晚期阶段。患者的各种定向力均降低，完全依赖他人，不能主动进食，随地大小便，不认识家人，缄默不语，无自主活动，还可能有妄想、幻觉等。这时可出现各种躯体及神经系统方面的异常，生活完全不能自理。

115. 医生如何诊断血管性痴呆

答：诊断血管性痴呆需要 3 个要素。①肯定为痴呆。这是指患者必须有妨碍日常生活的记忆和认知功能的衰退。如有记忆衰退和至少 2 项认知功能及其他方面的障碍（包括定向力、注意力、语言文字功能、视觉空间能力、计算能力、执行功能、运动控制能力、实践能力、抽象能力和判断能力等），还应具有皮层下痴呆的特点，表现为精神运动迟缓、执行功能障碍等。②确诊有脑血管病。应有与痴呆发病有关的脑血管病依据，如有中风后出现额叶局灶症状、体征和脑影像学检查发现的脑血管病依据。③痴呆与脑血管病有关系。痴呆发生在脑中风后 3 个月内，并排除了其他痴呆病因。在临床上诊断血管性痴呆，应采用综合评估的方法。首先需要躯体疾病的综合检查，包括病史、体格检查、各种生化检查、CT、MRI 等影像学检查。其次要有严格的神经心理学和行为学评估，医生运用各种量表，如 MMSE、CDR、

IADL 等量表对患者进行综合评分。最后将各项检查结果由临床医生综合分析，根据血管性痴呆诊断标准作出最后的诊断。

116. 血管性痴呆在影像学（CT、MRI）上的主要表现是什么

答：血管性痴呆的影像学改变包括脑血管病变及相关的脑萎缩，其中与认知功能领域相关的脑血管病主要有大血管及小血管损害。大血管病变主要累及优势半球的大血管病变 / 双侧半球的大血管病变，如大脑前动脉支配的额叶，大脑后动脉区域的丘脑、颞内侧叶下部，大脑中动脉支配区的颞顶、颞枕和角回，分水岭区域的双侧前额颞和后颞枕顶和深部的皮质。小血管病变主要包括腔隙状态、双侧丘脑小梗死灶及广泛脑白质病变，腔隙状态是指基底节 / 额颞顶白质多发梗死（基底节≥ 2 个，前白质≥ 2 个），广泛脑室周围白质病变是指脑白质病变累及所有脑白质体积的 25% 以上。CT 上可提示多位于基底节、丘脑和脑桥区的腔隙性脑梗死，腔隙灶越多痴呆越严重。双侧大脑半球或多处脑软化灶，范围比腔隙灶大，以基底节和内囊区最多见，亦可散布于脑叶。脑室周围、半卵圆中心呈对称性低密度区，是缺血性微梗死与白质脱髓鞘的联合表现。脑萎缩，CT 显示脑室、脑池、脑沟、脑裂局限性扩大，病情严重可显示广泛脑萎缩。磁共振在显示血管性痴呆方面比 CT 优越，缺血性微梗死、白质脱髓鞘、腔隙性脑梗死灶和脑软化灶在 MRI 上表现为长 T1 长 T2 信号。

117. 血管性痴呆需与哪些疾病相鉴别

答:(1)阿尔茨海默病。两者都是老年期常见的痴呆，临床表现有不少类似之处，但血管性痴呆的认知功能障碍与阿尔茨海默病有所不同，阿尔茨海默病以记忆障碍为主，发展有明显的阶段性；而血管性痴呆以执行功能障碍为主。阿尔茨海默病在中老年期起病，痴呆呈进行性进展，影像学表现为大脑半球普遍萎缩，确诊需依靠病理发现阿尔茨海默病特征性病理改变——老年斑和神经元纤维缠结。

(2)额颞叶痴呆。这是一组以行为障碍为主而记忆损伤次之的变性痴呆，其病理及影像学方面与阿尔茨海默病有所不同，额颞叶痴呆共同的特点是皮质萎缩局限于额叶和颞叶。当患者表现有行为障碍先于记忆力下降，萎缩以大脑前部为主及 EEG 表现正常时，应怀疑额颞叶痴呆，确诊须依靠病理学检查。

(3)路易体痴呆。临床表现有三大症状：波动性的进行性痴呆、自发性帕金森综合征的运动特征和以视幻觉为突出代表的精神症状。确诊依靠病理发现大脑皮层及皮层下核团弥散分布的 Lewy 包涵体。

(4)正常颅压脑积水。当血管性痴呆出现脑萎缩或脑室扩大，常需与正常颅压脑积水鉴别，后者表现为进行性智力衰退、共济失调步态、尿失禁等三大主症。该病发病比较隐匿，无其他卒中史(除蛛网膜下腔出血外)，影像学缺乏脑梗死的证据而主要是脑室扩大，结合临床与 CT 或 MRI，两者可以鉴别。

118. 什么是额颞叶痴呆

答：额颞叶痴呆（frontotemproal dementia，FTD）是一组与额颞叶变性有关的病症，包括匹克病、非阿尔茨海默病型额叶痴呆、额叶萎缩等。过去称脑叶萎缩症是其中最常见的一种类型，故将此病称为匹克病，又称匹克病痴呆，是一种大脑额叶为主的进行性变性疾病。该病起病隐蔽，进展缓慢，通常 65 岁以前发病，病因尚不清楚，但有一半患者直系亲属中有类似病症，提示遗传因素有可能影响该病的发生和发展过程。

119. 额颞叶痴呆的病因是什么

答：本病病因尚未完全明确，可能的发病病因为神经元胞体特发性退行性变或轴索损伤继发胞体变化。有证据提示该综合征与遗传有关。研究发现，40%～50%的额颞叶痴呆患者有一个家庭成员受影响。Wilhelmsen 等于 1994 年报道，在一个额颞叶痴呆伴锥体外系症状的大家族中，将本病基因定位于 17 号染色体上，并证实与 tau 蛋白基因突变有关。Dutch 的研究发现，38%的额颞叶痴呆先证者其一级家属在早年曾出现类似症状。近年来在致病基因研究方面取得了较大的进展。大多数额颞叶痴呆家系与第 17 号染色体 q21 相连锁，少部分与第 3 号染色体连锁。

120. 额颞叶痴呆的病理特征是什么

答：额颞叶痴呆主要是脑的萎缩，以某一叶明显萎缩为特点，一般是额叶和颞叶萎缩最明显，有的患者额叶萎缩最重，有的则颞叶萎缩明显，极少数患者以顶叶萎缩为重。脑室扩大多不对称，侧脑室下角扩大明显，皮质严重萎缩，基底节、丘脑、尾状核也可出现萎缩，但小脑不受影响，在组织学上，有外面的皮质层海绵样退化以及严重肿胀的星形胶质细胞和被称为皮克小体的包涵体两种组织学变化。显微镜检查可见大脑皮质的外三层神经细胞和皮质下白质神经细胞脱失，伴致密的星状细胞和神经胶质细胞增生。皮克病镜检可见神经胶质增生和肿胀的神经元——匹克细胞，以及胞浆内嗜银包涵体——皮克小体。这是本病的特征，据此可作出病理诊断。

121. 额颞叶痴呆的流行病学特点有哪些

答：由于额颞叶痴呆病因不清和缺乏统一的诊断标准，目前尚无公认的确切流行病学资料。一般认为，额颞叶痴呆发病在神经变性痴呆中次于阿尔茨海默病和路易体痴呆，占各种变性痴呆的20%左右，占各种痴呆的10%左右。由于诊断标准不同和调查人群的差异，各地报道的患病率不同。英国剑桥地区45～64岁额颞叶痴呆的患病率15/10万，北爱尔兰地区50～59岁额颞叶痴呆患病率为3.6/10万，荷兰60～70岁额颞叶痴呆患病率28/10万，我国尚缺乏额颞叶痴呆的流行病学详细资料。

122. 额颞叶痴呆的临床表现有哪些

答：额颞叶痴呆为起病隐匿、进展缓慢的慢性进行性病程的一种脑部病变。可在成人的任何阶段起病，女性患者数为男性的2倍。大多数患者的发病年龄为40～60岁，以60岁为高峰。最显著的临床表现为早期即显示额叶损害症状，明显的人格改变，表现出行为笨拙、幼稚、自制力降低、工作粗心大意、不修边幅、说谎、盗窃、酗酒、行为莽撞或其他不检点行为等。随着病情进展，记忆力和智力损害逐渐加重，行为异常也日益明显，表现愚蠢，情感迟钝，淡漠或欣快，对环境失去兴趣，语言减少，出现持续性语言，也可出现缄默、失用、失读、失写、失认等皮质受损症状。晚期患者卧床不起，丧失语言能力，完全缄默，不与外界交流和接触，身体衰退，生活完全不能自理。

123. 额颞叶痴呆的 MRI 影像学特点是什么

答：疾病早期，CT 多见额叶萎缩。MRI 上主要表现为额叶和前颞叶显著局限性萎缩，一般双侧对称，但匹克氏病可以不对称，通常为左侧优势半球萎缩明显，患者的顶叶、颞上回后 2/3 及枕叶常不受累。萎缩表现脑回变窄，两侧脑室前景和颞角扩大，其中呈气球样扩大是该病的影像学特征，锥体外系神经核（尤其是豆状核）、岛叶皮质和前胼胝体常受累，MRI T2 加权像可显示受累脑皮质和白质区高信号有助于诊断额颞叶痴呆。单光子发射计算机断层成像检查显示额叶血流灌注降低，正电子发射计算机断层成熟检查显示额叶、颞叶葡萄糖代谢率降低。

124. 额颞叶痴呆的诊断标准是什么

答：目前额颞叶痴呆的诊断标准主要参考 1998 年 Neary 等的标准，作为临床诊断的主要依据：①中老年人（通常 50 ～ 60 岁）早期缓慢出现人格改变，情感变化和举止不当，逐渐出现行为异常。②言语障碍早期出现，如言语减少、词汇缺乏、刻板语言和模仿语言，随后出现明显的失语症，早期计算力保存，记忆力障碍较轻，视觉空间定向力相对保留。③晚期出现智能减退、遗忘、尿失禁和缄默症等。④ CT 和 MRI 显示额叶和（或）颞叶不对称萎缩。

二、治疗篇

（一）中医治疗

125. 痴呆能被治愈吗

答：明代《景岳全书·杂证谟》有“癫狂痴呆”专篇，指出本病“有可愈者，有不可愈者，亦在乎胃气元气之强弱”。说明痴呆病程有长短，预后好坏兼有。现代研究观察结果提示，痴呆的病程一般较长，完全治愈率较低。中医学认为，虚证患者，若长期服药，积极接受治疗，部分精神症状可有明显改善，但不易根治；实证患者，及时有效地治疗，待实邪去，部分可获愈；虚中夹实者，病情往往缠绵反复，更需要临床辨证调理，才能得到控制。目前治疗方案以中西医配合治疗为主，同时配合心理疏导，重视精神调摄与智能训练、功能训练，加强其人际交往，怡情易性，均有利于提高疗效。最终目标是减缓病情进展，提高生活质量。轻症患者帮助其正确认识和对待疾病，解除情志因素干扰，治疗同时逐渐掌握一定的生活及工作技能；重症患者应注意生活照顾，饮食调理，防止并发感染，防止患者伤人自伤。阿尔茨海默病到了中晚期，目前的医学手段还没有有效的治疗方法，所以痴呆要做到早发现、早治疗，才能早获益。

126. 中医治疗痴呆有何疗效

答：痴呆通过中医药手段的治疗有何疗效，这是大家非常关心的一个问题。我们已经了解痴呆是一种因为各种原因导致髓减脑消或痰瘀痹阻脑络，引起神机失用的一种异常神志疾病，是以呆傻、愚笨、善忘、智能低下为临床表现的病证。早在《黄帝内经》就有类似症状的描述，这说明早在千年前就有对痴呆的认识，至明代、清代医家对痴呆的认识有了进一步的发展，如清代陈士铎《辨证录》里立有洗心汤、转呆丹等方剂，对至今治疗痴呆病仍有深远影响。中医治疗痴呆立足于辨证论治的基础上，抓住痴呆的病因病机作为治疗入手点，对引起痴呆常见的脏腑功能失调，痰、瘀、火等实邪进行干预，使得邪去，脏腑平和达到治疗效果。治疗时注意辨清虚实、脏腑，合理处方就可能收获疗效。同时配合中医外治法，以便进一步提高疗效。痴呆的病程较长，实证患者早期得到有效治疗效果会较明显，而虚证、虚实夹杂证患者治疗时间较长，部分症状改善不明显，需要长期坚持。中医药治疗痴呆另一方面有效的评价在于改善痴呆患者的症状，控制疾病的发展，提高生活自理能力和生活质量，这同样是治疗有效的表现。因此应抓住辨证论治这一核心，长期的中医药加入，注意与西药协同作用，提高远期疗效和生存质量，减少不良反应发生，同时努力配合精神调摄和智能训练，以便收获更大效益。

127. 痴呆是否难治

答：痴呆是否难治？这个问题答案是肯定的。首先痴呆的形成以内为主，多由于年迈体虚，七情内伤，久病久耗，脏腑功能失调导致气血不足，肾精亏耗，脑神失养。痴呆的成因也可以因气滞血瘀、痰浊阻于脑络而形成。病因多样，病性有实有虚，或虚实夹杂，病位在脑，与心、肝、脾、肾等脏腑功能失调有关，病机上常发生转化，使得病情复杂难治。痴呆的病程长短也决定着是否易治，是否能取得较满意的效果。对于实证患者，早期治疗效果较佳，部分患者可得痊愈。虚证患者病程较长，长期规律有效治疗，可以改善症状，但不易根治。虚实兼证的患者往往病程缠绵，效果欠佳，若合并它病，往往加速疾病的发生发展，效果差。

128. 中医治疗痴呆应如何辨证

答：在中医理论指导下治疗疾病都需要遵循辨证论治的原则，中医治疗痴呆亦是需要辨证施治。引起痴呆的病因有虚有实，或虚实夹杂，辨清虚实才能有针对性的治疗。

痴呆虚证者多因脾胃虚弱，气血不足，肾精亏耗，脑减髓消，脑神失养而发病，以神气不足、面色失荣、形体枯瘦、言行迟弱为特征，并结合舌脉、兼次证，分辨气血、肾精亏虚。实证者常因痰浊蒙窍、瘀阻脑络、心肝火旺，而致神机失用发为痴呆。临床又多以虚实夹杂多见。因此在治疗痴呆时就应当辨清虚实、辨明主次。

辨证时还应分清脏腑，本病病位主要在脑，但与心、肝、脾、肾等脏腑相关。若年老体衰、头晕目眩、神情呆滞、记忆认知能力减退、齿枯发焦、腰膝酸软、步履艰难，为病在脑与肾；若见双目无神，筋惕肉瞤，毛甲无华，为病在脑与肝肾；若见食少纳呆，少气懒言，口涎外溢，四肢不温，五更泄泻，为病在脑与脾肾；若兼见失眠多梦，五心烦热，为病在脑与心肾。

129. 中医对痴呆的病机是如何认识的

答：痴呆为本虚标实之证，临床上以虚实夹杂者多见。本虚者责之精髓亏虚、气血不足，标实者责之痰浊、瘀血、火邪等实邪。无论为虚为实，都可以导致脏腑功能失调以及髓减脑消。辨证当分清虚实和脏腑。

根据痴呆病位在脑，与肾、心、肝、脾四脏功能失调相关，尤以肾虚关系密切。其基本病机为髓减脑消，痰瘀痹阻，火扰神明，神机失用。证候特征以肾精、气血亏虚为本，以痰瘀痹阻、脑络邪实为标。其病性不外乎虚、火、痰、瘀。具体分析来说：虚，指肾精、气血亏虚，髓减脑消；火，指心肝火旺，扰乱神明；痰，指痰浊中阻，蒙蔽清窍；瘀，指瘀血阻痹，脑脉不通。老年人多脏腑气血不足，功能失调，气血津液的运行机制发生障碍，气机不畅为气滞，水湿不化为痰阻，血供不利则为瘀，痰、瘀、火之间可以相互影响，相互转化。如痰浊、血瘀相兼而致痰瘀互结；肝郁、痰浊、血瘀均可化热，而形成肝火、痰热、瘀热，上扰清窍；若进一步发展耗伤肝肾之阴，水不涵木，阴不制阳，则肝阳上亢，化火生风，风阳上扰清窍，从而使痴呆加重。

虚实之间也常相互转化，如实证的痰浊、瘀血日久，损伤心脾，则气血不足，或伤及肝肾，则阴精不足，均使脑髓失养，实证由此转化为虚证；虚证病久，气血亏乏，脏腑功能受累，气血津液运行失畅，或积湿为痰，或留滞为瘀，又可因虚致实，虚实兼夹而成难治之候。

130. 中医对痴呆的治疗总原则是什么

答：痴呆治疗根据其病因、病机和辨证特点，应遵循虚者补之，实者泻之的治疗原则，解郁散结，补虚益损。注意通降祛浊不伤正，滋补养正不致邪壅，注意分清虚实。对脾肾不足，髓海空虚者，宜培补先天、后天，以冀脑髓得充，化源得滋。凡气郁血瘀痰滞者，气郁应开，血瘀应散，痰滞应清，以使气充血活，窍开神醒。治疗时注意标本同治，虚实兼顾。同时在用药上不可忽视血肉有情之品的应用，注意移情易性，智力和功能训练与锻炼亦不可轻视。

131. 中医治疗痴呆虚证应注意什么

答：痴呆的总体治疗原则是虚者补之，实者泻之。对于证属髓海不足、脾胃虚弱等虚证证型的患者，治疗上宜培补先天、后天，使脑髓得充，化源得滋。补虚常用补肾填髓、补益气血等方法治其本。肾与髓密切相关，因而补肾为治疗痴呆虚证不可忽略的要素，治疗虚证的同时常酌加血肉有情之品以增强滋补的功效，如阿胶、鹿角胶等。但切记，补虚需要防止过于滋腻，以免损伤脾胃，酿生痰阻，转为虚实夹杂的情况。

132. 中医治疗痴呆实证应注意什么

答：痴呆的总体治疗原则是虚者补之，实者泻之。对于属于痰浊蒙窍、瘀血内阻和心肝火旺三个实证证型的患者来说，当泄其实邪，如肝郁血瘀痰滞者，肝郁应开，血瘀应散，痰滞应清，以冀气行血活，窍开神醒。泄实常用开郁逐痰、活血通窍、平肝泻火以治其标。实证有气、火、痰、瘀这些标实，亦是病理产物，其病机常可相互转化，或相兼为病，最终导致痰瘀互结，使得病情更加缠绵难愈。气滞、痰浊、血瘀可以化热，上扰清窍，进一步发展可耗伤肝肾之阴，使得虚实夹杂，病情更为严重。所以对于痴呆实证患者，更应在早期加强干预，祛其实邪，恢复脏腑功能，促进机体平和稳定，治疗上才可能收获满意的效果。

133. 中医治疗痴呆虚实夹杂证应注意什么

答：许多痴呆患者往往出现虚实夹杂的表现，或以正虚为主，兼有邪实，或以邪实为主，兼有正虚。因此对于这一类的患者，治疗当中首先应细致辨证，分清虚实，辨明主次。治疗中要兼顾虚实，或扶正的同时先去邪实，或祛除实邪的同时注意补虚。治疗分析时需要注意虚实之间可以相互转化，如虚证病久，脾胃虚弱，气血亏虚，脏腑功能受累失调，气血津液运行混乱，可导致痰、瘀而生，从而因虚致实。实证患者痰瘀日久，损伤心脾，则气血不足，耗伤心阴，则心火旺盛，神明失养，或伤及肝肾，肝肾阴虚，肾水不能上达清窍，脑髓失养，发为痴呆虚证。虚实兼夹，导致疾病更加难治。因此应合理、全面的辨证，临证及时加减变化，防止病机变得缠绵反复。同时因虚实夹杂的病情较复杂，治疗要有耐心，需要更多的时间来逐一化解。

134. 痴呆方药的煎煮方法和服用注意事项是什么

答：痴呆的方药煎煮方法同样是遵循中药的一般煎煮方法。煎药最好的器具是砂锅，若无陶器，可用白色的搪瓷器皿和铝锅代替，但切忌用铜、铁、锡等制成的器具。煎前用清水浸泡，有利于有效成分的煎出。煎前浸泡时间以 30 ～ 60 分钟为宜，夏天可以浸泡时间短些，冬天可以长些。浸泡用水，以常温或温水（25 ～ 50℃）为宜，切忌用沸水。注意治疗痴呆的方药中，一些药物如龟甲、鳖甲应打碎先煎，一些药物如阿胶等要烊化，一些药物如麝香粉等应随汤冲服。治疗痴呆常选用些血肉有情之品，故需要注意煎煮时间。剂型上可以使用蜜丸或膏剂以图缓治。服用时注意温服，以滋补功能为主的汤药宜早晨空腹服。不论何种剂型服用时都应当注意看护患者，避免呛咳，变生他病。

135. 中医将痴呆分为哪几个证型

答：痴呆多因老年精气亏虚，渐成呆傻。虚者多因脾胃虚弱、气血不足、肾精亏耗，导致脑减髓消，脑髓失养；实者常见痰浊蒙窍、瘀阻脑络、心肝火旺，终致神机失用而致痴呆。据此，痴呆病分为髓海不足、气血亏虚、痰浊蒙窍、瘀血内阻和心肝火旺五个证型。

136. 痴呆髓海不足证有哪些症状

答：髓海不足证因肾主骨生髓，年高体衰，肾精渐亏，脑髓失充，灵机失运，故见精神呆滞，举动不灵，反应迟钝，记忆模糊，失认失算等痴呆诸症。肾开窍于耳，肾精不足，故耳鸣耳聋。因此耳鸣耳聋，记忆模糊，失认失算，精神呆滞为其常见症状。髓海不足证还常兼有发枯齿脱，腰膝酸软，骨痿无力，步履艰难，举动不灵，反应迟钝，静默寡言等症状。具体分析在于肾开窍于耳，其华在发，肾精不足，故发枯易脱。腰为肾府，肾主骨，精亏髓少，骨骼失养，故见腰膝酸软，骨痿无力，步履艰难；齿为骨之余，故齿牙动摇，甚则早脱。舌脉象以舌瘦色淡或色红，苔少或无苔，多裂纹，脉沉细弱为常见，是精亏之象。

137. 如何治疗痴呆髓海不足证

答：痴呆髓海不足与气血亏虚为虚证，故治当以补虚为主。

髓海不足证当治以补肾益髓，填精养神。方药可选用七福饮化裁。方中重用熟地黄滋阴补肾，营养先天之本；合当归养血补肝；人参、白术、炙甘草益气健脾，强壮后天之本；远志、杏仁宣窍化痰。本方填补脑髓之力尚嫌不足，应选加鹿角胶、龟甲胶、阿胶、紫河车、猪骨髓等血肉有情之品，还可以本方加减制蜜丸或膏剂以图缓治，或可用参茸地黄丸或河车大造丸补肾益精，每服 1 丸，日服 2 ～ 3 次。

任继学教授针对髓海不足证痴呆患者选用益髓活络膏填精益髓，活络降浊，组成含有女贞子、赤首乌、黄精、生蒲黄、淡菜、石菖蒲、远志、生山楂、肉苁蓉、龟甲胶、鹿角胶等。傅仁杰教授在临床上多用熟地黄、山药、山茱萸、紫河车、龟甲胶、猪脊髓、五味子等药物补肾益髓，适当配伍骨碎补、金毛狗脊、远志、石菖蒲等补肾强骨，醒脑开窍。

当兼见心烦溲赤，舌质红，少苔，脉细而弦数，说明患者在肾精不足的基础上，出现水不制火的情况，而导致心火亢盛，火热之象加重，从而出现心烦溲赤，舌红少苔，脉弦细数，此为伤阴火热的表现。这时候可以在原补益髓海的方药中进行调整化裁。可选用六味地黄汤，方中重用生地黄清热养阴，山茱萸滋肾益肝，山药滋肾补脾，泽泻泻肾降浊，丹皮清泻肝火，并制萸肉之温性，茯苓淡渗脾湿，并助山药健脾，肾肝脾三阴并补，同时可加丹参、莲子心、石菖蒲等清心宣窍。这样调整可在补益的基础上，注重滋水制火，清心养阴。也可以加服牛黄清心片，酌加龙胆草、山栀子等药物。

当痴呆髓海不足证患者出现舌质红，苔黄腻，与较常见的舌瘦色淡或色红，苔少或无苔，多裂纹舌象相比出现了黄腻苔，这表明内有蕴热，有湿有痰，痰热扰心，上扰脑窍。这时不应继续使用原方滋补之品，可选用清心滚痰丸，先化痰化热，待痰热之象减轻后再投滋补之品。清心滚痰丸组成含有大黄、黄芩、青礞石、犀角（用水牛角代）、皂角刺、朱砂、沉香、麝香，故实际运用可选用成药丸剂，每服 1 丸，日服 2 次。或选用涤痰汤、化痰通络汤等方剂化痰祛热通络，注意观察舌脉象变化，随证加减。

痴呆髓海不足证患者若表现为面白无华，形寒肢冷，口中流涎，舌淡，则表明患者肾阳亏虚，肾精不足。阳虚则表现为一派寒象，治疗当益火之源，以消阴翳，故可以在原方中进行调整，可加熟附片补火助阳散寒，巴戟天、益智仁、仙灵脾、肉苁蓉等壮肾益精。

138. 痴呆气血亏虚证有哪些症状

答：气血亏虚证因患者久病年老，耗伤脾肾，脾气亏虚，运化失职，气血乏源，则清窍失养，故见呆滞善忘，神思恍惚，失认失算等痴呆症状，或因肾虚，肾精不足，髓海失养，则导致神明衰弱而表现为表情呆滞，沉默寡言，记忆减退，失认失算，口齿含糊，词不达意等。脾虚则食少，胃纳不振。脾虚气血来源不足，则肌肉萎缩，气短懒言，神疲思睡，口涎外溢或四肢不温。若脾肾阳虚，则腹痛喜按，鸡鸣泄泻。舌脉象多见舌质淡白，舌体胖大，苔白，或苔少，脉沉细弱。

139. 如何治疗痴呆气血亏虚证

答：气血亏虚证则治以补肾健脾，益气生精。代表方为还少丹加减。方中熟地黄、枸杞子、山茱萸滋阴补肾，肉苁蓉、巴戟天、小茴香助命火补肾气，杜仲、怀牛膝、楮实子补益肝肾，并用人参、茯苓、山药、大枣益气健脾而补后天，石菖蒲、远志、五味子交通心肾而安神。气血亏虚则还可以以归脾汤化裁，方中以人参、黄芪、白术、甘草补脾益气；当归养肝血而生心血；茯神、酸枣仁、龙眼肉养心安神；远志交通心肾而定志宁心；木香理气醒脾，以防益气补血之药滋腻滞气。故归脾汤健脾与养心并进，益气与养血相融，再加入熟地黄、枸杞子、山茱萸滋阴补肾之品，共奏脾肾双补之功。

赖祥林教授对痴呆气血亏虚证患者多治以益气健脾醒脑法，多选用五味异功散或参苓白术散合益气聪明汤。常用药物包括人参、白术、茯神、莲子、黄芪、陈皮、益智仁、山药等。

若痴呆气血亏虚证患者出现腰膝酸软、头晕耳鸣、气短乏力，甚则肌肉萎缩时是仍可以服用中药治疗的，但需仔细辨证，适当调整用药。出现上证时可以考虑换用金匮肾气丸化裁，重用山药、山茱萸、干地黄补肝脾肾而益精血，佐以附子、桂枝温阳化气，取“少火生气”之义，又配泽泻、茯苓利水渗湿。阴虚则火旺，故用牡丹皮以泻火。同时酌情加入干姜温中散寒，回阳通脉，加强对脾阳、肾阳的温补。加入黄芪益气补虚，白豆蔻化湿行气，清利头目。如见肌肉萎缩、气短乏力甚者，还可配伍紫河车、阿胶、杜仲、鸡血藤、何首乌等补气生血之品，以加强益气养血。

当痴呆气血亏虚证患者出现腰膝酸软，颧红盗汗，耳鸣如蝉等症状时，表明肾精不足，阴虚的症状突出，此时舌脉象可表现为舌瘦质红，少苔，脉沉弦数者，较此证型多见的舌质淡白，舌体胖大，苔白，或苔少，脉沉细弱的舌脉象有明显区别，用药时一定要注意调整。原以脾肾阳虚，气虚为主，现在则以肝肾阴虚为表现，是“阳有余而阴不足”的体现，故应当辨证调整方药，可以改用知柏地黄丸合大补阴丸加减应用。中医方面当以滋阴补肾，强壮筋骨为法，用知柏地黄汤化裁，方中知母清热泻火，滋阴润燥，黄柏清热燥湿，泻火解毒，熟地黄补血滋阴，益精填髓，山茱萸滋肾益肝，山药滋肾补脾，泽泻泻肾降浊，牡丹皮清泻肝火，并制萸肉之温性，茯苓淡渗脾湿，并助山药健脾。加用杜仲补肝肾，强筋骨，补泻并用，滋阴填精，强壮筋骨。龟甲滋阴潜阳，益肾健骨，养血补心，猪骨髓填精益髓。注意观察症状有无改善，舌脉象的变化调整用药。

140. 痴呆痰浊蒙窍证有哪些症状

答：痴呆痰浊蒙窍证是本病的一个常见证型，痰浊属实，性质黏腻，阻碍神机，痰蒙清窍，就会表现为表情呆钝，智力衰退，哭笑无常，喃喃自语，或终日无语，呆若木鸡。这些是痴呆最明显的表现，同时可伴有不思饮食，纳呆呕恶，脘腹胀痛，痞满不适，口多涎沫，头重如裹等症状，典型舌脉象是舌质淡，胖大，可有齿痕，苔白腻，脉滑或细滑，往往表现为虚实夹杂。

由于年老久病脾虚，或因肝郁克脾，脾失健运，导致痰湿内停，痰湿积于胸中，痰浊壅盛，上蒙清窍，使神明不清，脑髓失聪，神机失运，故表情呆钝，智力衰退，或哭笑无常，喃喃自语，或终日无语，呆若木鸡。脾失健运，痰浊中阻，中焦气机不畅，故不思饮食，脘腹胀痛，痞满不适，口多涎沫，痰阻气机，清阳失展，头重如裹。舌质淡、苔白腻、脉细滑为痰湿壅盛内停之象。

141. 如何治疗痴呆痰浊蒙窍证

答：痰浊蒙窍证的治法为健脾化浊，豁痰开窍。代表方药为洗心汤加减。方中党参、甘草培补中气；半夏、陈皮健脾化痰；

附子协助参、草以助阳气，脾气健旺则痰浊可除；更以茯神、酸枣仁宁心安神，神曲和胃。本方益气与祛痰并投，健脾胃化痰浊，而使浊散窍清，脑髓复聪。

许杰忠教授认为，痰浊蒙窍痴呆患者若以痰浊为主，用二陈汤加苍术、石菖蒲、白芥子、胆南星等药物加强除湿化痰；痰热盛者，用温胆汤加黄连、郁金、石菖蒲、远志能清热豁痰安神。傅仁杰教授认为，痰浊蒙窍患者应重用芳香开窍，化湿利浊之品，如藿香、佩兰等，同时加用理气药，如木香、香附等。

痴呆痰浊蒙窍证患者又出现了纳呆呕恶，脘腹胀痛，痞满不适等症状，要考虑患者脾虚重，水湿痰浊不得化，可以在原方健脾化浊、豁痰开窍的基础上，加重党参、茯苓的用量，益气健脾利湿，可选加黄芪、白术、山药、麦芽、砂仁等健脾益气、理气化湿之品，加强对脾胃运化的干预，改善以上症状。张子义教授对类似此类患者选用四二宣窍汤治疗，药物包括白芍、柴胡、枳壳、陈皮、制半夏、茯苓、瓜蒌、胆南星、龙齿、香附、郁金、石菖蒲等。

痴呆痰浊蒙窍证患者如出现头重如裹，哭笑无常，喃喃自语，口多涎沫以痰湿重者，所服用的方药需要调整。痰湿重，无以化解，只会加重病情，使得神机受阻加重，此时应当加强豁痰化湿。可以在原方洗心丹中加重陈皮、半夏用量，增强理气化痰之功，可配伍制胆南星、莱菔子、佩兰、白豆蔻、全瓜蒌、贝母等理气豁痰，芳香化浊之品，以助陈夏。若出现痰浊化热，干扰清窍，舌质红，苔黄腻，脉滑数者，还可以将制胆南星改用胆南星，并加瓜蒌、栀子、黄芩、天竺黄、竹沥等化痰清热之品。痰邪既是致病因素，也是病理产物，要时时注意其动态变化，若痰浊不化，或加重病情，引发变证，临床应细致观察，注意随证调整。

痴呆痰浊蒙窍证若出现心烦躁动，言语颠倒，歌笑不休者，需要注意这是肝郁化火，灼伤肝血心阴的表现，应当重视，及时调整用药，避免更严重的变证发生。治疗上可选用转呆丹加味进行治疗。转呆丹是在洗心汤基础上，加用当归、白芍柔肝养血，丹参、麦冬、天花粉滋养心胃阴液，用柴胡合白芍疏肝解郁，用柏子仁合茯苓、酸枣仁加强养心安神之力。同时注意对患者的看护，避免意外的发生。

142. 痴呆瘀血内阻证有哪些症状

答：痴呆瘀血内阻证常见表现为表情迟钝，言语不利，善忘，易惊恐，有的患者还会出现思维异常，行为古怪，伴有肌肤甲错、口干不欲饮、唇甲紫暗、面色晦暗等血瘀症状，典型舌脉象是舌质暗，或有瘀点瘀斑，脉象表现为细涩脉。

从痴呆瘀血内阻证出现的常见症状分析来看，多由外伤、中风、脑部瘀血、病久入络等原因引起瘀阻脑络，血瘀气滞，使气血不能正常充养于脑，气血不能上荣于脑，导致脑髓失养，脑神灵机失用，故见表情迟钝，言语不利，善忘，易惊恐，有的患者还会出现思维异常，行为古怪，瘀血内阻。气血运行不利，气津不布，肌肤失养，故肌肤甲错，面色黧黑，甚者唇甲紫暗。口干不欲饮、舌质暗或有瘀点瘀斑、脉细涩均为瘀血之象。其证机概要为瘀血内结，脑脉痹阻，神机失用。

143. 如何治疗痴呆瘀血内阻证

答：痴呆瘀血内阻证治法为活血化瘀，通络开窍醒脑。选方为通窍活血汤加减。方中麝香芳香开窍，活血散结通络；桃仁、红花、川芎、赤芍活血化瘀；葱白、生姜合石菖蒲、郁金可以通阳芳香宣窍。全方合用活血通络，开窍宣痹。各医家治疗亦多以通窍活血汤、桃红四物汤等为基本方药，适当选用不同的活血化瘀药物，再针对患者的症状、兼证进行药物增减。朱良春教授运用健脑散治疗瘀血内阻痴呆，选红参、当归、三七、土鳖虫、川芎、枸杞子、制马钱子、制乳香、制没药、鸡内金、紫河车、地龙、全蝎、血竭、甘草等研细末，装胶囊服用。

痴呆瘀血内阻证的患者若出现血瘀日久，瘀血不去，新血不生，会进一步导致瘀血加重，从而加重痴呆病情，血虚无力化生气血，逐瘀生新，就需要进一步调整方药。如果血虚明显，可以重用熟地黄、当归，再配伍鸡血藤、阿胶、鳖甲、蒸何首乌、紫河车等滋阴补血之品以滋阴养血活血；若表现为气血不足，可加党参、黄芪、熟地黄、当归益气补血；气虚血瘀为主者，则宜换用补阳还五汤加减，选用黄芪、当归尾、川芎、赤芍、桃仁、红花、地龙等药物益气补虚，活血通络。

血瘀日久可以化热生火，痴呆瘀血内阻证的患者也常容易出现因血瘀化热引起的肝胃火逆，从而导致头痛、呕恶等症状。若见上症可在原方中加钩藤、菊花、竹茹等清肝和胃之品。若见肝郁气滞者，加柴胡、枳实、香附疏肝理气以行血。同时注意配合情志疏导、饮食调护。

144. 痴呆心肝火旺证有哪些症状

答：痴呆心肝火旺证主要症状表现为善忘，急躁易怒，判断不正确，言行颠倒错乱，常伴头痛、面红目赤、心烦不寐、眩晕心悸、多疑善虑、咽干口燥、口臭口疮、尿赤便干等症状。舌象常表现为舌质红，苔黄，脉象为弦数脉，均是心肝有热的征象。

145. 如何治疗痴呆心肝火旺证

答：对痴呆心肝火旺证患者治疗上以清热泻火，安神定志为法，代表方常选用黄连解毒汤。方中黄连大苦大寒可泻心火为君，因火主于心，心主神明，心火清宁，则诸火自降；黄芩、栀子清肝火；黄柏清下焦之火。加用生地黄清热滋阴，石菖蒲、远志、合欢皮养心安神，柴胡疏肝。

王坤山教授对于此证型的患者选用清心安神汤治疗，药物组成主要有黄连、黄芩、黄柏、牛黄、莲子心、大黄、栀子、玄参、茯神、生地黄等，全方清心肝火。

痴呆心肝火旺证患者若出现大便干结的情况，表明体内火热之象较重，热盛伤津，故见大便干结，大便不通。这时应在原方基础上加用大黄清热泻火，泻下攻积，火麻仁润肠通便。

痴呆患者在心肝火旺证型的基础上出现头痛眩晕加重，表明肝阳亢盛，上扰清窍，则应当在原方的基础上加强平肝息风，安神止痛，可加用如天麻、钩藤、石决明等药物以加强清热通络息风之功。

痴呆心肝火旺证患者表现为心火偏旺时，可以考虑调整中药用药方案，可选用牛黄清心丸，方中有牛黄、朱砂、生黄连、黄芩、山栀子、郁金，清热同时有清心火、安神之功。

146. 中医外治痴呆的主要方法有哪些

答：中医药治疗痴呆，除了内服中药调理外，还可以通过外治法配合治疗，往往能收获更大效用。常用的中医外治法治疗痴呆有针刺疗法、耳针耳穴疗法、刺血疗法、推拿按摩法、穴位贴敷法、中药熏洗法。

147. 中医有哪些可促进智能的训练方法

答：中医治疗痴呆同时注重智能训练，有许多特有的方法。在辨证论治的基础上，一方面可以通过中药调理，聪脑健髓。还可以通过外治法进行智能训练，例如运用针灸可以起到疏通经络、调理脏腑、补虚泻实、平衡阴阳、醒脑开窍的作用。中医传统体育健身运动，如太极拳、八段锦等可以通过坚持不懈的锻炼强身健体，健脑益智。中医讲究人文沟通，一个痴呆患者最好的促智训练就是亲属无微不至的关心，通过生活起居、饮食、行为等方面的照料，使患者心态平和，积极主动参与生活细节，在生活中训练智能，可以减缓疾病的发展。

148. 针刺防治痴呆的作用机制是什么

答：(1) 调理督脉。督脉，循行直接入脑，联系心肾，具有统帅、促进的功能，病理上督脉主精神疾患，因此痴呆多可从督脉论治。采用督脉刺法（人中、百会、哑门及大椎起各棘突下正中部位至腰俞），可以显著改善患者的认知功能及日常生活能力，调督醒神是重要的方法。

（2）调和阴阳。人体在正常情况下，保持着阴阳相对平衡的状态。如果因七情六淫以及跌仆损伤等因素使阴阳的平衡遭到破坏时，就会导致“阴胜则阳病，阳胜则阴病”等病理变化，而产生“阳盛则热，阴盛则寒”等临床证候。痴呆就是人体阴阳平衡受到破坏，针灸治病的关键就在于根据证候的属性来调节阴阳的偏盛偏衰，使机体转归于“阴平阳秘”，恢复其正常的生理功能，从而达到治愈疾病的目的。

（3）调理三焦，疏通经络。三焦气化失司是痴呆的重要病机，三焦统领一身之气，总司五脏六腑功能，推动气血津液运行。因此三焦通利，气血津液升降出入通道通畅，化生、运行、输布正常，则无痰浊、血瘀、水饮等病理产物。人体的经络“内属于脏腑，外络于肢节”。十二经脉的分布，阳经在四肢之表，属于六腑；阴经在四肢之里，属于五脏。就病理而言，病起于外者，经络先病而后可传于脏腑；病生于内者，脏腑先病而后可反映于经络。痴呆患者脏气渐衰，经络阻滞不通，针刺时采用“催气”“候气”“得气”等手法，有助于激发经气，使经络通畅，三焦通利。

（4）扶正祛邪。扶正，就是扶助抗病能力；祛邪，就是祛除致病因素。疾病的发生、发展及其转归的过程，即正气与邪气相互斗争的过程。《素问·刺法论》说：“正气存内，邪不可干。”既病之后，机体仍然会不断地产生相应的抗病能力，与致病因素做斗争。若正能胜邪，则邪退而病向愈；若正不敌邪，则邪进而病恶化。通过针刺治疗，使得实邪得去，可以起到增效的作用。

149. 针刺治疗痴呆的方法有哪些

答：针刺治疗痴呆的方法主要有常规的针刺提插捻转补泻，还包括刺血疗法，如选择中冲穴、天枢穴三棱针放血。也可以采用穴位注射方法，选用当归注射液、维生素 B_{12} 等穴位注射足三里，隔日交替。梅花针疗法，梅花针循经叩刺督脉、足阳明经等。还有头皮针针法可以选用，加强开窍醒脑醒神的作用。

150. 针灸治疗痴呆的注意事项是什么

答：针灸痴呆患者时要注意按针灸常规操作做好患者的准备，取适当的体位，常规消毒皮肤、针具，选择合适的进针手法，注意针刺角度和深度，根据辨证情况选择补泻的方法。

针刺痴呆患者，施针应缓和，针刺深度及刺激强度要因部位而异、因人而异、因体质而异。若痴呆患者体质虚弱应轻刺激，身体极度虚弱者不宜针刺。

因痴呆患者常伴有智能改变，因此针刺、灸法治疗时注意看护，防止折针、烫伤患者。

151. 推拿防治痴呆的机制是什么

答：推拿按摩是通过手法作用于人体的肌表，以调整人体的生理、病理状态，从而达到治病和保健的作用。其作用原理与各种手法有密切关系，是依据祖国医学中的经络学说，经络贯通于人体内外、上下联络脏腑，贯通九窍，是气血运行的途径，也是津液输布的网络。经络壅阻，人体气血不畅，阴阳失调，就会产生疲劳和病变。推拿按摩能调解阴阳平衡，疏通气血经络，而且还能够活血化瘀、强身壮骨、调整脏腑、增强人体抗病能力等。推拿按摩可以改善脑部的血循环，提高大脑的供氧、供血量，调节大脑皮质的功能，健脑益智，改善记忆，有助于改善痴呆的症状。

152. 治疗痴呆的推拿手法有哪些

答：推拿手法是推拿中所施行的各种技巧动作。它通过许多不同形式的操作方法可刺激人体的经络穴位或特定部位。其中有的以按捏为主，如按法、压法、点法、拿法、捏法等；有的以摩擦为主，如平推法、擦法、摩法、搓法、揉法等；有的以振动肢体为主，如拍法、抖法等；有的以活动肢体关节为主，如摇法、扳法、引伸法等。治疗痴呆常选用的手法主要有按头面，擦颜面，摩颈项，梳头发，摩手臂，揉肩膀，摩胸部，按胁肋，摩脘腹，搓腰肾，搓尾闾，摩大腿，擦双膝，搓脚掌等方法。还有对各腧穴的按揉等方法。

153. 推拿治疗痴呆需注意什么

答：推拿按摩治疗过程中以下事项是应当注意的。①推拿前术者一定要修剪指甲，不戴戒指、手链、手表等硬物，以免划破患者皮肤，并注意推拿前后个人的卫生清洁。②推拿前患者要排空大小便，穿好舒适的衣服，需要时可裸露部分皮肤，以利于推拿。③推拿前术者要审证求因，明确诊断，全面了解患者的病情，排除推拿禁忌证。④施行按摩推拿法应选择安静、空气清新的环境，要保持心境平和，采用坐、卧、站位均可，以舒适为宜。⑤治疗痴呆的按摩推拿有自我按摩和被动按摩之分，痴呆患者早期病情较轻，生活自理能力尚可，应在医护人员的指导下，家人的陪护下，鼓励其进行自我按摩，这有利于训练和维持大脑功能，改善记忆和协调能力。不能自我按摩者，则由医护人员、家人操作。⑥痴呆患者可能出现多种症状，需要辨证与辨病相结合，采用适合于病情的不同按摩推拿手法和部位，还可以加用相应的穴位按揉增强效用。⑦推拿时，术者用力不要太大，并注意观察患者的全身反应，一旦出现头晕、心慌、胸闷、四肢冷汗、脉细数等现象，应立即停止推拿，采取休息、饮水等对症措施。

154. 耳穴防治痴呆的机制是什么

答：耳与脏腑经络有着密切的关系。各脏腑组织在耳郭均有相应的反应区（耳穴）。刺激耳穴，对相应的脏腑有一定的调治作用。痴呆多属本虚标实，多从心、脑、肾论治，耳通过与全身各脏腑密切联系，刺激耳部穴位，如神门、皮质下、内分泌、脑等耳穴可以调节相应脏腑，具有滋补肝肾、补益心脾、交通心肾的功效，可以起到养精聪脑益智、活血化瘀通络、化痰开窍醒脑的作用，从而起到治疗痴呆的作用。

155. 痴呆各证耳穴取穴有哪些

答：痴呆耳穴取穴常有以下几点：①肾点，位于对耳轮下脚的下缘，可以起到填精壮肾，补阳益智的功效，对痴呆肝肾亏虚证型有效。②心点，位于耳甲腔中心最凹陷处，有利于宁心安神，调和营卫，对痴呆心脾两虚，心肝火旺证有效。③脑点，在对耳屏尖与轮屏切迹中点，具有填精益髓之效，对各证型均有效。④神门，在三角窝的外 1/3 处，对耳轮上、下脚交叉之前。神门具有镇静安神的功效，对于痴呆患者失眠、头痛、烦躁效佳。⑤皮质下，在对耳屏的内侧面，可以调节气机，强壮机体，适用于各证型。⑥枕点，位于对耳屏外侧面后上方，可以化痰醒脑，对痰浊蒙窍证效佳。

156. 耳穴治疗的方法是什么

答：耳穴治疗常采取耳穴压丸法。方法是：将药丸（王不留行、莱菔子）粘在 0.8 平方厘米的医用胶布上，找准穴位压痛点贴上，每次每穴连续按压 10 下，每日按压 3 ～ 5 次，隔星期换压另一侧耳郭。按压时以局部出现酸、麻、胀、痛感为度。贴压耳穴应注意防水，以免脱落。夏天易出汗，贴压耳穴不宜过多，时间不宜过长，以防胶布潮湿或皮肤感染。如对胶布过敏者，可用黏合纸代之。耳郭皮肤有炎症或冻伤者不宜采用。对过度饥饿、疲劳、精神高度紧张、年老体弱者慎用。

157. 什么是音乐疗法

答：音乐其独特的旋律、节奏在调节人们心态、改善情绪、维持生理平衡、保健养生、陶冶情操等方面的作用早被人类所认识。我国的音乐疗法始于古代，在现今社会得到深入研究、应用和推广，现已被广泛应用于多个领域。

音乐疗法是运用一切与音乐相关的活动形式作为手段，如听、唱、演奏、舞蹈、美术等，在治疗师的引导下，使被治疗者宣泄内心情感，进而疏通其不良情绪，使其得到愉快的内心感受，最终达到恢复或增进身心健康的目的。

158. 音乐疗法为什么对痴呆有效

答：音乐具有刺激记忆力的强大作用。美国承认音乐能治疗痴呆已经有 70 多年历史了，并在 20 世纪 70 年代建立了专门用音乐治疗痴呆的机构，而且法律明文规定治疗痴呆的机构中必须有音乐治疗。音乐治疗作为一门科学在治疗痴呆中发挥出了独特而良好的作用。我们每个人都可能会有这样的体会：当听到或唱起多年以前的歌曲时，我们就自然地想起了那个年代的很多往事，甚至一些似乎早已经忘记的生活琐事，会突然出现在脑海之中，历历在目，让我们心潮澎湃，唏嘘不已。这就是为什么很多人，特别是上了年纪的人钟爱老歌的原因。另外，当人们对一些文字内容的记忆感到比较困难的时候，如果为它谱上旋律成为一首歌，就变得非常容易记忆，而且很多年都不会忘记。同时，也通过教老人们学习当下流行的歌曲，刺激他们的短时记忆，让他们尽可能地保持一个比较好的记忆能力。音乐治疗痴呆有如下效果：①功能恢复（或暂时恢复）。②功能改善。③功能保持。④改善患者的举止行为及认知（重新定位）。⑤预防作用。在临床上对痴呆病情可以有如下改善：①改善睡眠，调节情绪。②刺激大脑语言中枢，改善记忆力。③调节老年人的焦虑、烦躁等不良心理状态以及情绪。

159. 音乐治疗痴呆的机理是什么

答：美国音乐治疗协会主席 K.Bruscia 在《音乐治疗定义》中的描述是："音乐治疗是一个系统的干预过程，在这个过程中，治疗师利用音乐体验的各种形式，以及在治疗过程中发展起来的，作为治疗动力的治疗关系，帮助被治疗的患者达到健康的目的。”音乐治疗专家普遍认为，音乐治疗是通过音乐特点的信号影响人的情绪，经大脑皮质、丘脑下部、边缘系统来调节和改善人体器官的生理功能，从而增进机体内部稳定状态，解除受刺激所引起的身体不良反应，调节失衡心理，使人体功能恢复正常状态。而在治疗痴呆上，主要也是为老年痴呆患者提供感官刺激，从而让脑细胞处于活跃状态，增加了思考、记忆等脑部活动，有助于脑细胞的动员以及延缓其衰老，增进痴呆患者的生存及社交能力，提高了他们生活质量，进而可以防止和延缓生理和精神功能的恶化。另外，由于音乐是包括老年人在内的大多数人群所喜爱的一种活动，也可以让痴呆患者聚集起来做音乐治疗，这样也可以增加患者的社交能力，避免出现与社会格格不入而慢慢地失去生活自理能力的情况。因此音乐治疗，特别是音乐团体治疗在对老年痴呆的治疗中发挥着独特的作用。

160. 音乐治疗的中医原理是什么

答：中医也有五音疗法之说，这是根据中医传统的阴阳五行理论和五音对应。中医学在天人相应思想指导下，以五行为中心，以空间结构的五方，时间结构的五季，人体结构的五脏为基本机构，将自然的各种事物和现象以及人体的生理病理现象，按其属性进行归纳，从而将人体的生命活动与自然的事物或现象联系起来，形成了联系人体内外环境的五行结构系统，用以说明人体以及人与自然环境的统一。而五音宫、商、角、徵、羽的治疗原理也是通过自然界与人体的脏器相联系的方法制订相对应的方案治疗痴呆，其相互联系如下表所示：

自然界							五行	人体						
五音	五味	五色	五化	五气	五方	五季		五脏	五腑	五官	形体	情志	五声	变动
角	酸	青	生	风	东	春	木	肝	胆	目	筋	怒	呼	握
徵	苦	赤	长	暑	南	夏	火	心	小肠	舌	脉	喜	笑	忧
宫	甘	黄	化	湿	中	长夏	土	脾	胃	口	肉	思	歌	哕
商	辛	白	收	燥	西	秋	金	肺	大肠	鼻	皮	悲	哭	咳
羽	咸	黑	藏	寒	北	冬	水	肾	膀胱	耳	骨	恐	呻	栗

161. 如何在痴呆养生中使用五行音乐

答：音乐可以活血脉，统精神，而和正心也。角调属木，具有通肝解怒、养阳保肝、补心利脾、泻肾火的作用。徵调属火，具有养阳助心，补脾利肺，泻肝火的作用。宫调属土，可促进全身气机稳定，调节脾胃功能，平和气血，具有养脾健胃、补肺利肾、泻心火的作用。商调属金，能促进全身气机的内敛，调节脾气的宣发和肃降，具有养阴保肺、补肾利肝、泻脾胃虚火的作用。羽调属水，能促进全身气机的潜降，具有养阴、保肾藏精、补肝利心、泻肺火的作用。根据痴呆患者的不同表现可采用不同的音乐进行调理。例如：根据痴呆的证型，髓海不足证患者应多听羽调音乐以补肾，气血亏虚者可听宫调音乐以健脾而生气血，痰浊蒙窍者可多听宫调音乐以健脾化浊，瘀血内阻者可以听角调音乐以疏肝理气，活血化瘀，心肝火旺者可听角调和徵调音乐，以清热泻火等。

162. 痴呆患者适合练太极拳吗

答：太极拳为我国传统医学的精髓，它强调和谐完美，注重天人合一，动作柔韧、稳定、缓慢、连贯全身各个肌肉群和关节。从中医的角度，太极拳有利于健脑益智。练太极拳时，人的精神贯注、排除杂念的意识境界，与身体运动相结合，使大脑相应的皮质功能区形成一个特殊的兴奋灶，而其他无关区域则处于抑制状态，有利于修复和改善中枢神经功能。

痴呆病初期，大脑有抵制疾病发展的可能，这是由于若干脑区出现代偿性激活，暂时保护了记忆功能。有些简单的干预治疗可使大脑获得与抗阿尔茨海默病药物一样的效果，且不良反应远低于某些药物的副作用，即使受到阿尔茨海默病影响的神经元，也可以通过刺激它来恢复功能。

太极拳的干预治疗，不是在治疗阿尔茨海默病本身，而是在于太极拳对自主神经系统起到良好的调节和改善作用。

163. 太极拳防治痴呆的机理是什么

答：太极拳是一种武术项目，也是体育运动和健身项目，在我国有着悠久的历史。根据《易经》阴阳之理、中医经络学、道家导引、吐纳综合地创造出一套有阴阳性质、符合人体结构和大自然运转规律的一种拳术。有研究发现，练习太极拳可能是通过对神经系统产生积极影响从而起到健脑益智的作用，对预防痴呆有很大的益处。第一，太极拳要求松静自然，同时又可以活跃情绪，对大脑起调节作用，而且打得越是熟练越要“先在心，后在身”，专心于引导动作。这样长期坚持，会使大脑功能得到恢复和改善。第二，太极拳要求“气沉丹田”，有意地运用腹式呼吸，加大呼吸深度，因而有利于改善呼吸机能和血液循环。通过轻松柔和的运动，可以使年老体弱的人经络舒畅，新陈代谢旺盛，体质、机能得到增强。第三，练习太极拳能在大脑皮质形成一个特殊兴奋灶，而且其他区域则处于抑制状，对自主神经系统产生良性影响。第四，可以改善血液循环，加快新陈代谢，使得血液能更快地更新，大脑血液供应也得到改善，神经细胞获得更多的氧气，有利于神经的修护。

164. 膏方防治痴呆的机理是什么

答：膏方是具有综合调理作用、经特殊加工制成的比较稠厚的膏状内服中药制剂，具有药物浓度高、体积小、药物稳定、服用时无需煎煮、口感好、便于携带等特点。膏方预防治疗痴呆的机理：第一，通过症状及舌苔脉象进行分型，如髓海不足、气血亏虚、痰浊蒙窍、瘀血内阻、心肝火旺型，辨证后予以中药治疗。第二，根据个体差异，人体体质的减弱是病邪得以侵袭、疾病得以产生的主要原因，而体质每因年龄、性别、生活境遇、先天禀赋、后天调养等不同而各有差异，故选方用药也因人而异。如老年人脏气衰退，气血运行迟缓，膏方中多佐行气活血之品；妇女以肝为先天，易于肝气郁滞，故宜辅以疏肝解郁之药；中年人负担重，又多为七情劳逸所伤，治疗时多需补泻兼施。除此以外，又有个体差异，均需详细分析，根据具体情况，制订不同的治疗计划。第三，利用药物的偏性，纠正人体阴阳气血的失衡，以达到“阴平阳秘，精神乃治”。这是中医养生和治病的基本思想，也是拟定膏方的主要原则。含有何首乌、人参、熟地黄、党参、刺五加、麦冬、五味子、远志、核桃仁等中药的膏方均有明显的健脑益智的作用。研究发现，以上药物熬制的膏方对记忆力障碍有改善作用。其作用机理主要是刺激脑内DNA和蛋白质的合成，促进脑内神经递质的合成和释放，促进脑细胞发育，增加脑重量及大脑皮层厚度，保护神经细胞，延长其存活时间，改善脑的供血，增强脑供氧量，改善能量代谢。

165. 痴呆各证有什么养生膏方

答：根据痴呆的不同证型，可以进行以下治疗。

（1）髓海不足：主要表现为耳鸣耳聋，记忆模糊，失认失算，精神呆滞，发枯齿脱，腰脊酸痛，骨痿无力，步履艰难，举动不灵，反应迟钝，静默寡言。舌瘦色淡或色红，少苔或无苔，多裂纹；脉沉细弱。治法：补肾益髓，填精养神。方用七福饮。

（2）气血亏虚：主要表现为呆滞善忘，倦怠嗜卧，神思恍惚，失认失算，少气懒言，口齿含糊，词不达意，心悸失眠，多梦易惊，神疲乏力，面唇无华，爪甲苍白，纳呆食少，大便溏薄。舌淡胖，边有齿痕；脉细弱。治法：益气养血，安神宁志。方用归脾汤。

（3）痰浊蒙窍：主要表现为终日无语，表情呆钝，智力衰退，口多涎沫，头重如裹，纳呆呕恶，脘腹胀痛，痞满不适，哭笑无常，喃喃自语，呆若木鸡。舌淡胖大有齿痕，苔白腻，脉滑。治法：健脾化浊，豁痰开窍。方选洗心汤。

（4）瘀血内阻：主要表现为言语不利，善忘，易惊恐，或思维异常，行为古怪，表情迟钝，肌肤甲错，面色黧黑，甚者唇甲紫暗，双目暗晦，口干不欲饮。舌暗，或有瘀点瘀斑；脉细涩。治法：活血化瘀，通络开窍。方药：通窍活血汤。

（5）心肝火旺：主要表现为急躁易怒，善忘，判断错误，言行颠倒，眩晕头痛，面红目赤，心烦不寐，多疑善虑，心悸不安，咽干口燥，口臭口疮，尿赤便干。舌红，苔黄，脉弦数。治法：清热泻火，安神定志。方选黄连解毒汤。以上宜制成膏方的方药分别是七福饮及归脾汤，因为其余方剂不适合久服。膏方中多属补益药物，性黏腻难化，故外邪重者不适宜服用膏方。若不顾实际情况，一味纯补峻补，每每会妨碍气血，于健康无益。

166. 膏方的用药原则是什么

答：临床所及，中老年人脏气渐衰，运化不及，常常呈现虚实夹杂的复杂病理状态，如果对此忽略不见，一味投补，补其有余，实其所实，往往会适得其反，而常取通补兼施、动静相合、并行不悖的方法。膏方用药既要考虑“形不足者，温之以气”“精不足者，补之以味”，又应根据病者的症状，针对瘀血等病理产物，适当加以行气、活血之品，疏其血气，令其条达，而致阴阳平衡。民间常以驴皮膏加南货制膏进补，时有腹胀便溏等不良反应发生，多因其不符合“通补相兼，动静结合”的原则。

补品为“静药”，必须配合辛香走窜之“动药”，动静结合，才能补而不滞。临床可针对中老年人常见的心脑血管病，如高血压、高血脂、冠心病、脑梗死、糖尿病等，辨证选用“动药”。例如取附子温寒解凝，振奋心阳；取大黄、决明子通腑排毒，降低血脂；取葛根、丹参活血化瘀，净化血液等，与补药相配，相使相成，而起到固本清源之效。膏方之制订，遵循辨证论治法度，具备理、法、方、药之程序，不仅养生，更能治病。因膏方服用时间长，医者必须深思熟虑，立法力求平稳，不能小有偏差。偶有疏忽，与病情不合，不能竟剂而废，医生与病家皆遭损失。故开一般处方易，而膏方之制订难。膏方是一门学问，又属中华文化之遗泽，应当传承不息，发扬光大。

167. 膏方服用过程中需要注意什么

答：首先因为膏方用大量麦芽等滋腻品为辅料熬制而成，而主要的中药方剂也大多是滋补之品，所以有外感症状，如感冒、发烧、咽喉痛、胃胀、呕吐、腹泻等症状的患者不适合服用。因为中医上有邪气盛，正气也不衰，邪正相争很激烈，如果服用滋补性中药只能加重病邪，而对正气无疑是雪上加霜。

另外在服用膏方的方法及时间上也有讲究，空腹服，可以使药物迅速入肠，并且保持较高浓度而迅速发挥药效。滋腻补益药最好空腹服，如果空腹服时肠胃有不舒服的感觉，可以改在半饥半饱的时候服；饭前服，一般在饭前 30 ～ 60 分钟时服用，病在下焦，欲使药力迅速下达者，宜饭前服；饭后服，一般在饭后 15 ～ 30 分钟时服用，病在上焦，欲使药力停留上焦较久者，宜饭后服；睡前服，一般在睡前 15 ～ 30 分钟时服用，补心脾、安心神、镇静安眠的药物宜睡前服。如果没有条件“蒸热烊化”，可以用适量当天的热开水冲烊吃，水不能太多，以免胃胀不舒服。吃完膏方 2 小时内不要喝浓茶、咖啡，不要吃螃蟹，忌食辛辣生冷等刺激性和不容易消化的东西。内有人参、熟地黄、制何首乌一般忌萝卜。

如果膏方表面出现霉点，可以刮去表面有霉点的一层，再隔水蒸至膏方内滚即可再继续服用。如果霉点较多，并且在膏面的深处也有霉点，就表明整个膏方已经变质，就不能再继续服用了。

168. 穴位注射治疗痴呆的机理是什么

答：穴位注射治疗痴呆是根据中医辨证施治理论，采用小剂量中药或西药注入穴位治疗痴呆的一种方法。此法形成于 20 世纪 50 年代初，至今 60 年的历史，其名称经历了封闭疗法、“孔穴封闭疗法”或称“经穴疗法”或称“穴位封闭”、“穴位注射疗法”三个阶段。其作用机制做如下阐述，首先其是通过经络联系，经脉包括十二经脉、奇经八脉，以及附属于十二经脉的经别、十二经筋和十二皮部；络脉包括十五络脉和难以计数的浮络、孙络等，人体上下及内外，运行气血，营养全身，抵抗外邪，反应疾病症候，这是从经络学上的作用机制。其次，从穴位作用上来说的联络，具有近治作用，远治作用，特殊作用，双向调整作用，药物对穴位持久作用。最后，是药物的作用，其给药的药量比其他大多数药物较少，而药物可以通经络，到邪至之处，且吸收快。现代研究表明，穴位治疗尤其是穴位注射用药几乎与静脉途径给药见效速度、效果一致，是一种极好的给药途径。

169. 穴位注射治疗痴呆的方案是什么

答：穴位注射是通过穴位和相应药物注射来治疗痴呆，所以首先应辨证，痴呆分为髓海不足、气血亏虚、痰浊蒙窍、瘀血内阻、心肝火旺等证，然后对证治疗。选穴方面主要选择肾俞、风府、风池、足三里、三阴交，用复方当归或丹参注射液，或用胞磷胆碱注射液，每穴注射 0.5 ～ 1mL，隔日 1 次。

170. 穴位注射治疗需注意什么

答：①严格遵守无菌操作规则，防止感染。②使用穴位注射时，应该向患者说明本疗法的特点和注射后的正常反应。如注射局部出现酸胀感，4 ～ 8 小时内局部有轻度不适，或不适感持续较长时间，但是一般不超过 1 天。③要注意药物的有效期，并检查药液有无沉淀变质等情况，防止过敏反应的发生。④风池穴近延髓，故应严格掌握针刺角度和深度，针刺深穴应控制在颈围的 1/10 以内，向鼻尖方向刺 0.5 ～ 0.8 寸，以免伤及延髓。脊髓两侧腧穴注射时，针尖斜向脊髓为宜，避免直刺引起气胸。⑤药物不宜注入脊髓腔。误入脊髓腔，有损伤脊髓的可能，严重者可导致瘫痪。⑥年老体弱及初次接受治疗者，最好取卧位，注射部位不宜过多，以免晕针。因为有些穴位靠近生命中枢——延髓，而且靠近胸腔容易造成生命危险，再次未规范学习针灸学的人士对穴位的选择上会有一定的偏差，所以在行穴位注射时最好由医务人员操作，若是出现晕针等不良反应也可以及时处理。如条件允许，由医务人员操作。

扫码听书

（二）西医治疗

171. 痴呆需要从什么时候开始治疗

答：虽然目前尚无治疗痴呆的特效药物，治疗难度很大，但是得了老年痴呆也不是完全无药可救。许多疾病都有其发生和发展过程，有些疾病做到早期发现，抓住治疗的最佳时间，早期进行治疗，常常是有效的，而到了疾病晚期再进行治疗，因已丧失了治疗时机，往往是徒劳的，对老年痴呆的治疗也是如此。只要立足于早诊断、早治疗，常常可获得一定的治疗效果，至少也能减缓病情的进展。

172. 痴呆的治疗目标是什么

答：痴呆的治疗主要包括药物治疗和心理/社会治疗，治疗的共同目标如下：①改善认知功能。②延缓或阻止痴呆的进展。③抑制和逆转痴呆早期部分关键性病理过程。④提高患者的日常生活能力和改善生活质量。⑤减少并发症，延长生存期。⑥减少看护者的照料负担。药物治疗旨在改善患者认知功能的缺损，促进认知药物治疗，包括针对精神行为症状的药物治疗，目的是改善痴呆的认知及功能缺损和精神行为症状。心理/社会行为治疗的目的是最大限度地保留患者的功能水平，并确保患者及家属在应对痴呆这一棘手问题时的安全性和减少照料负担。

173. 如何评估痴呆患者的病情

答：在临床工作中，需要确定痴呆的严重程度，以及检查痴呆的自然病程，得出科学的结论，以便研究治疗是否有效，预测疾病的进展。痴呆病情的严重程度，一般是按照痴呆分期系统来确定的，而痴呆分期系统是建立在“功能丧失按一定的顺序发生和逐渐进展的痴呆病程可分成互不重叠的各期”的基础之上。目前，常用的痴呆分期系统有全面衰退量表（GDS）、简明认知评定量表（BCRS）、功能评定分期（FAST）和临床痴呆评定量表（CDR）等，可用来确定痴呆的严重程度。

（1）GDS从正常（无认知下降）到非常严重的认知下降分为7期，内容涉及记忆（即时记忆、短时记忆和远期记忆）（1～7期），操作性日常生活能力（IADL）（3期、4期），人格和情绪变化（3期、6期），日常生活能力（ADL）（5～7期），定向力（4～6期）。通过对患者和护理者进行访谈，进行评分分期。

（2）FAST是根据BCRS中“生活和自理能力”扩展形成的，包括16个期和亚期，对痴呆患者进行较详细的分期，特别适用于早期很轻微和晚期严重功能缺失的痴呆患者，以及伴有严重行为障碍，不能做一般的精神状态、心理、行为检查的痴呆患者。也可用于评定年龄相关记忆缺失伴发的主观性功能障碍者。

（3）CDR的评定内容包括6项功能，每项功能分别做出从无损害到严重损害5级评估，其结果以0分、0.5分、1分、2分、

3分表示，分别判断为正常、可疑、轻、中、重等5级。

174. 改善认知功能的药物主要有哪几类

答：改善认知功能的常用药物有如下几类：①钙离子拮抗剂，主要有尼莫地平，以降低血小板聚集、防止血栓形成，对抗动脉粥样硬化。②改善脑循环药物，包括尼麦角林、二氢麦角毒碱、银杏叶制剂等。③改善脑组织代谢药物，主要有吡拉西坦、奥拉西坦、茴拉西坦、阿尼西坦、脑活素、长春西丁、甲氯芬酯、脑苷肌肽等。④作用于神经递质药物，主要有石杉碱甲、多奈哌齐、加兰他敏等。⑤神经保护制剂，包括胞磷胆碱、他汀类药物等。

175. 什么情况下使用胆碱酯酶抑制剂

答：临床使用胆碱酯酶抑制剂必须具备以下条件：①对患者病情有良好客观的评估指标。②应该向患者及其护理者说清楚用药原则并讨论所期望的疗效。③避免一开始使用大剂量药物，应逐渐增加到期望的推荐剂量，以减少药物对胃肠道的不良反应，服药第一个月末评估异常疗效，以后每三个月评估一次，再决定是否继续用药。④随诊时应注意与其他胆碱类药物的相互作用，了解患者其他用药情况，减少脑血管病的危险因素，如高血压和应激反应等。

176. 胆碱酯酶抑制剂有什么不良反应

答：①一般反应。长期应用过量时可产生恶心、呕吐、腹痛、多汗、唾液增多、肌肉颤动和肌无力加重，严重者异常软弱疲乏，上肢、颈、肩、舌等处肌肉麻痹，语言不清，步态不稳，抽搐或阵挛，甚至昏迷，其中M样胆碱作用可用阿托品对抗。②胆碱能危象。中毒剂量造成神经肌接头的持久去极化而阻断胆碱受体，出现胆碱样和毒蕈碱样毒性的混合反应，表现为体内多种腺体分泌增加和平滑肌收缩所产生的症状和体征，如多汗、流涎、流泪、鼻溢和肺部干湿啰音，呼吸困难；恶心呕吐，腹痛腹泻，肠鸣音亢进，尿频尿急，大小便失禁；瞳孔缩小，视力模糊，抑制血管平滑肌，血压下降。呼吸衰竭时要及时使用呼吸机。

177. 多奈哌齐是如何改善痴呆的

答：目前认为，痴呆认知障碍的发病机制与胆碱能神经传递功能的低下有关。胆碱能系统的活性与人的学习记忆、认知过程密切相关。胆碱酯酶抑制剂可通过减少乙酰胆碱的降解来提高突触裂隙中的乙酰胆碱浓度。人们发现在患者边缘系统和大脑皮质区域（主要在内侧隔核和基底前脑）与乙酰胆碱Ach合成、降解有关的乙酰胆碱转移酶和乙酰胆碱酯酶的含量与活性下降，并伴有这些区域胆碱能神经元胞体的缺失。盐酸多奈哌齐是第二代胆碱酯酶（ChE）抑制剂，其治疗作用是可逆性地抑制乙酰胆碱酯酶（AchE）引起的乙酰胆酰水解而增加受体部位的乙酰胆碱含量，从而提高乙酰胆碱的浓度，达到改善大脑多种功能，认知功能及非认知功能的改善，包括减轻淡漠和视幻觉等精神症状，改善日常生活能力。

178. 如何调整多奈哌齐的用法用量

答：口服。初始用量每次5mg(1片)，每日1次，睡前服用；并至少将初始剂量维持1个月以上，才可根据治疗效果增加剂量至每次10mg（2片），仍每日1次。最大推荐剂量为每日10mg，大于每日10mg的剂量未进行过临床研究。停止治疗后，盐酸多奈哌齐的疗效逐渐减退，中止治疗无反跳现象。对于肾功能不全及轻至中度肝功能不全者，盐酸多奈哌齐的消除不受影响，因此这些患者可使用相似剂量方案。

179. 多奈哌齐有副反应吗

答：该药的不良反应一般较轻，主要是胆碱能性质的，以胃肠道反应为主，表现为腹部不适、恶心、呕吐、腹泻、食欲缺乏等，在短时内剂量增加过快时容易产生，如服药起始剂量每天10mg，或1周内剂量由每天5mg增加至每天10mg。其他的不良反应有失眠、疲乏、肌痉挛、头晕、头痛，通常为一过性，多发生在治疗前3周内，持续1～2天可自行缓解，一般不需要停药或调整剂量。该药还可对心脏产生迷走神经样作用，故心脏传导阻滞、心动过缓者应慎用，严重哮喘及阻塞性肺疾病者需警惕。下面按不良反应发生的器官、系统及发生的频率列出来一些除了个案之外的不良反应。

（1）常见：普通感冒、厌食、呕吐、皮疹、瘙痒、幻觉、易激惹、攻击行为、昏厥、眩晕、失眠、胃肠功能紊乱、肌肉痉挛、尿失禁、乏力、疼痛、意外伤害。

（2）少见：癫痫、心动过缓、胃肠道出血、胃及十二指肠溃疡、血肌酸激酶浓度的轻微增高。

（3）罕见：锥体外系症状、窦房传导阻滞、房室传导阻滞、肝功能异常，包括肝炎。

180. 多奈哌齐的治疗效果如何

答：盐酸多奈哌齐是第二代胆碱酯酶（ChE）抑制剂，能抑制大脑中胆碱能神经细胞突触前膜和后膜间突触裂隙处的胆碱酯酶，延缓乙酰胆碱降解，并增加乙酰胆碱含量，刺激提高尚存乙酰胆碱受体的功能，起到治疗作用。疗效比胆碱能受体激动剂要好，适用于轻到中度的阿尔茨海默病患者。研究表明：①临床试验证明，在一项多中心、双盲、安慰剂对照的临床试验中，轻至中度严重的阿尔茨海默病患者经过 12 周疗程，证实了其有效性，通过阿尔茨海默病 ADAS-Cog 评分测定，每晚口服 10mg 多奈哌齐能够使患者的认知功能改善。治疗有效者无论是认知还是非认知功能方面，治疗效果均能维持在基础水平以上的 12 ～ 18 个月。②能改善大脑多种功能，认知功能、非认知功能的改善，包括减轻淡漠和视幻觉等精神症状，改善日常生活能力。③对各种类型的痴呆都有一定的疗效，是目前治疗各种痴呆最常用的药物，疗效也比较肯定。

181. 石杉碱甲和多奈哌齐是同一类药吗

答：两者都是胆碱酯酶抑制剂，通过抑制颅内的乙酰胆碱的降解，增加乙酰胆碱神经元的活性，从而达到改善智能的作用。

多奈哌齐是治疗中重度痴呆的首选药物之一。无论是血管性痴呆还是老年性痴呆，都拥有众多的循证医学证据，但价格较贵。存在下列情况应慎用：机械性肠梗阻或腹膜炎，近期行肠道或膀胱手术，支气管哮喘或慢性阻塞性肺病，心律失常，心动过缓，近期心梗，低血压，迷走神经亢进，癫痫，甲状腺功能亢进症，帕金森综合征，中度肾脏或肝脏损伤，消化性溃疡，病窦综合征或其他室上性传导异常。若应用会加重锥体外系症状，增强抗精神病药的神经系统毒性。与全身用皮质类固醇激素合用，多奈哌齐的副作用增加。多奈哌齐能增强琥珀酰胆碱的神经肌肉阻断作用，增强胆碱能药物的副作用，加重 β－受体阻滞剂引起的心搏徐缓。石杉碱甲是从中药千层塔中提取的胆碱酯酶抑制剂，作用途径与副作用和多奈哌齐类似。富伯信、亮邦、诺苏林、双益平、忆诺等都是其商品名。还有针剂，叫瑞立速。两个药物根据不同患者药物敏感程度选用。

182. 如何调整石杉碱甲的用法用量

答：石杉碱甲是我国药学工作者从石杉科石杉属蛇足石杉中分离得到的新结构生物碱，是一种选择性的胆碱酯酶抑制剂。其作用时间长，口服生物利用度高，能很好地透入血脑屏障能提高正常及多种模型动物的学习记忆功能，明显改善中老年记忆减退和早期老年痴呆的记忆和认知能力。国内 1994 年已被批准用于治疗老年性痴呆。国内多项临床观察研究表明，石杉碱甲对阿尔茨海默病和血管性痴呆均有良好的治疗作用，治疗后无论是简易智力状态检查分数还是日常生活能力均有改善。服药方法：通常每天 2 次，每次 100 ～ 200μg，但每日服用量不超过 450μg。

183. 石杉碱甲有什么副反应吗

答：石杉碱甲的不良反应发生率为 6% ～ 10%，主要表现为恶心、呕吐、食欲缺乏、腹泻等消化道症状以及头晕、乏力、兴奋、失眠等，一般可自行消失，反应明显时减量或停药后可缓解或消失。但和其他乙酰胆碱酯酶抑制剂一样，可抑制胆碱酯酶的水解，从而增强胆碱酯酶的作用。胆碱酯酶有减慢心率、收缩支气管的作用，因此有病窦综合征或伴有严重心律失常、呼吸系统疾病者慎用。

184. 神经保护性治疗药物有哪些

答：目前临床常用的有如下几类，分别是：①钙通道阻滞剂，如尼莫地平、西比灵、能有效地调节细胞内钙水平，维持正常功能，减少血管痉挛，具有保护和促进记忆作用。②影响脑蛋白代谢的各种动物脑活素。③影响磷脂代谢的有胞磷胆碱、神经节苷物。④影响糖代谢的有 1- 二磷酸果糖（FDP）。⑤与神经介质有关的有吡拉西坦、茴拉西坦等。⑥植物提取物，如银杏叶提取物，具有清除自由基、保护血管内皮细胞、减轻脑缺血再灌注损伤等。⑦脑循环改善剂，如尼麦角林、双氢麦角碱等，具有 α 肾上腺素受体阻滞作用，阻碍交感神经兴奋及肾上腺过度活动，去除血管痉挛，增加血流量，改善神经元功能。⑧影响能量代谢的三磷酸腺苷 ATP、辅酶 A、细胞色素 C 等。

185. 抗氧化剂药物有哪些

答：抗氧化药物通过消除活性氧或阻止其形成来阻止神经细胞退化。如具有清除自由基作用的维生素 E、抗衰保健方剂维尔康、养命宝、盖福润等，以及内源性抗氧化激素褪黑激素。研究提示，长期应用褪黑素可改善转基因消瘦行为学障碍，显著抑制β 淀粉样蛋白（Aβ）的沉积和胶质细胞的异常活化。国内研究热点为银杏叶提取物，可直接或间接减少氧自由基的生成，抑制氧自由基所致的神经细胞损伤、死亡，是较有前景的抗阿尔茨海默病药物。司米吉兰是单胺氧化酶抑制剂，可抑制氧化脱氨基，对抗与多巴胺分解代谢有关的氧化应激，减少自由基产生，并能升高儿茶酚胺水平。对轻至中度阿尔茨海默病患者可明显改善其对空间和物体的记忆力及延缓阿尔茨海默病的功能衰退。

186. 雌激素替代疗法对阿尔茨海默病有效吗

答：雌激素对大脑有多种有益的作用，包括改善脑血流量、增加糖的运输和代谢、促进受损神经元的修复等。研究发现，使用雌激素的妇女阿尔茨海默病发病率明显低于未使用激素的妇女，因而采用雌激素替代治疗来延缓和干预老年女性的阿尔茨海默病是有希望的。但目前雌激素治疗痴呆尚存在争议，部分学者用雌激素替代治疗防治阿尔茨海默病，得到阴性的结果，还有报道称可能有增加乳腺癌和宫颈癌发生的副作用。对于雌激素替代治疗阿尔茨海默病得到不一致的结果，这可能与遗传因素、雌激素水平下降与开始治疗时间、阿尔茨海默病病理改变的程度和类型、环境及个体的健康状况等有关。针对雌激素替代治疗阿尔茨海默病利弊的权衡，还有待进一步的研究。

187. 阿尔茨海默病治疗的研究进展有哪些

答：目前对阿尔茨海默病的治疗分为对症治疗、生物学治疗和对因治疗。生物学治疗包括神经介质替代治疗、神经营养因子、促神经细胞代谢药物、神经细胞保护剂、干细胞治疗及神经移植。①乙酰胆碱替代疗法。胆碱酯酶抑制剂是最常用的治疗药物，也是最有希望的治疗方法，包括多奈哌齐、重酒石酸卡巴拉汀、加兰他敏、石杉碱甲等。②兴奋性氨基酸受体抑制剂。代表药物有美金刚，盐酸美金刚是一个中等亲和力，非竞争性的N-甲基-D-天冬氨酸受体（NMDA）受体拮抗剂，能减缓中重度阿尔茨海默病的恶化。③神经营养因子。神经营养因子是一些促进神经系统发育和维持神经系统功能的蛋白质。在治疗阿尔茨海默病研究中应用最多的是神经生长因子。④促神经细胞代谢药物。阿尔茨海默病患者的大脑利用葡萄糖能力降低而且代谢异常，应用此类药物来纠正葡萄糖代谢的异常。常用的药物有海得琴、促智药。⑤神经细胞保护剂，如尼莫地平。⑥对症治疗。各种精神症状如嗜睡、抑郁、焦虑、攻击行为等状态在阿尔茨海默病中常见，可适度选用抗精神药物、抗抑郁药物、抗焦虑药物。

188. 治疗阿尔茨海默病的常用药物有哪些

答：目前治疗阿尔茨海默病的常用药物有以下几类：①胆碱酯酶抑制剂药。该类药可增加突触间隙乙酰胆碱含量，是迄今治疗轻至中度阿尔茨海默病的一线药物，主要包括多奈哌齐、卡巴拉汀、加兰他敏和石杉碱甲。多奈哌齐、卡巴拉汀、加兰他敏治疗轻至中度阿尔茨海默病患者改善认知功能、总体印象和日常生活能力疗效确切。②兴奋性氨基酸受体拮抗剂。代表药有盐酸美金刚，是一种具有非选择性、非竞争性、电压依从性、中亲和力的 NMDA 受体拮抗药，为美国食品药品监督管理局批准的第一个用于治疗中重度痴呆治疗药物，对表现妄想、激越等精神行为异常有一定治疗作用。明确诊断为中至重度阿尔茨海默病患者可以选用美金刚或美金刚与多奈哌齐、卡巴拉汀联合治疗。③中药干预。有研究报道认为银杏提取物和鼠尾草提取物对阿尔茨海默病可能有治疗作用。因缺少足够的循证医学依据，尚待进一步验证。④其他药物和干预。轻至中度阿尔茨海默病患者可以选用尼麦角林、尼莫地平、吡拉西坦或奥拉西坦、维生素 E 等作为胆碱酯酶抑制剂、兴奋性氨基酸受体拮抗药的协同治疗药物。

189. 血管性痴呆治疗的研究进展有哪些

答：目前对血管性痴呆的治疗主要包括对因治疗及对症治疗。

对因治疗：血管性痴呆的病因是脑血管病，因此防治脑血管病是治疗血管性痴呆的根本方法。因此预防的关键是控制脑血管疾病相关危险因素，如高血压、高血脂、糖尿病、吸烟、饮酒等。

对症治疗包括如下几方面：①脑循环改善剂：包括钙通道阻滞剂、银杏叶提取剂、尼麦角林等应用，改善脑循环供血。②脑功能促进剂：如动物蛋白水解物、胞磷胆碱、神经节苷脂、吡拉西坦、辅酶 A 等，促进蛋白合成、改善能量代谢、增强记忆力功能。③脑内胆碱提高剂：提高脑内胆碱酯酶常用的药物有盐酸多奈哌齐、卡巴拉丁、石杉碱甲等，改善患者记忆功能，提高生活质量。

190. 血管性痴呆的治疗原则是什么

答：血管性痴呆治疗原则，主要有以下几点：①防治危险因素。预防和治疗脑血管病的危险因素，如高血压病、糖尿病、动脉粥样硬化及心脏病等；早期诊断和治疗脑卒中，预防卒中再发。如抗血小板聚集、抗凝、抗动脉粥样硬化等治疗。②治疗脑血管病。治疗已经发生的脑血管疾病，防止病情发展和中风复发，以防止更多梗死灶的发生。③改善认知功能的治疗。对改善认知功能的治疗原则是促进大脑代谢，控制病情恶化和发展，维持残存的脑功能和生活自理能力，改善和环境精神症状，积极治疗各种并发症。④控制行为和精神症状。根据症状使用相应的抗精神药物。

191. 治疗血管性痴呆的主要药物是什么

答：目前用于治疗血管性痴呆主要采用如下药物。①钙离子拮抗剂，主要有尼莫地平，以降低血小板聚集、防止血栓形成，对抗动脉粥样硬化。②改善脑循环药物，主要有胞磷胆碱、尼麦角林或脑通、二氢麦角毒碱、银杏叶制剂有银杏达莫或金纳多。③改善脑组织代谢药物，主要有吡拉西坦、茴拉西坦、脑活素、长春西丁、脑苷肌肽、甲氯芬酯等。④作用于神经递质药物，主要有石杉碱甲、加兰他敏等。⑤神经保护剂，主要有胞磷胆碱、他汀类药物等。此外还有用脑复新、脑通、小牛血去蛋白提取物、桂利嗪等。

192. 痴呆患者出现抑郁怎么办

答：痴呆患者出现情绪低落，表情淡漠，对原来爱好不感兴趣，缺乏生活动力，卧床不起，懒于梳洗等情况，很大可能是并发抑郁情绪。抑郁情绪导致生活质量下降，身体素质下降，抗病能力降低，并发其他严重疾病，危及生命。所以发现此种情况，可采取如下办法：①主动与患者聊天，让其感觉到体贴与关心。②安排简单的活动，陪伴与督促患者一起做简单的事情，如养花、布置房间、晾衣服等。③陪伴督促患者搞好个人卫生，准备患者喜欢的食物和用品，促使其按时进食和梳洗。④尽早进行抗痴呆治疗。症状严重时，患者无法与陪护家人互动时，求助医护人员给予抗抑郁治疗。

193. 心理治疗对痴呆有效吗

答：老年痴呆患者在性格上有些变化，让人难以接受，加之病程较长，难求速效，往往对治疗不合作，缺乏信心。所以除用药物治疗外，还要给患者做些暗示治疗，开导思想，消除不必要的恐惧心理。研究表明，心理社会干预可以延缓痴呆的进展及改善痴呆患者日常生活能力。普及痴呆的相关知识，向痴呆患者及照料者提供相应的服务及咨询，指导及帮助痴呆患者进行相应的康复治疗，积极寻求痴呆患者的最佳护理模式，让患者尽可能保持一定的社会生活活动，对痴呆患者的病情有非常重要的意义。

194. 痴呆的心理治疗方法有哪些

答：痴呆的心理治疗方法有：①心理动力学方法。护理人员与患者建立安全的治疗性人际关系，使其保持良好的心境及认知能力。②回忆与生命回顾。护理人员定期组织患者通过述说、演讲等方式进行集中回顾往事，回顾时间跨度从童年到现在。③现实教育。护理人员要对患者采取友善态度，为其提供关于目前情况的信息。④记忆训练。通过视觉或语言提高记忆功能，或使用较流畅的谈话练习，增强患者与社会的互动作用。⑤行为干预方法。将外部暗示与环境控制结合起来，减少行为紊乱及意外伤害的发生。

195. 痴呆患者出现失眠可以用镇静剂吗

答：镇静剂本身虽不能治疗老年痴呆，但能够对症治疗老年痴呆过程中出现的某些症状。在早期的老年痴呆患者有情绪及行为的改变，为了有利于患者的思想平稳、调整睡眠，可以适当的应用镇静剂，如地西泮、硝西泮、艾司唑仑等。在老年痴呆的中晚期，患者已经卧床不起，出现言语紊乱，生活不能自理，则要慎重使用镇静剂，以防出现新的症状。所有的镇静剂都有一定的副作用，如过度镇静、成瘾性、损伤肝功能、心动过速等。虽然镇静安眠药中的安定类药物，副作用少，应用较安全。但是，因老年人的肝脏解毒功能下降，肾脏排泄功能减退，所以老年人使用镇静剂时要谨慎，特别注意应用剂量要减少，时间要延长。

196. 什么是轻度认知功能障碍

答：轻度认知功能障碍（MCI）这一概念由 Petersen 于 1991 年提出，是指有轻度记忆或认知障碍，但未达到痴呆诊断标准，其总体认知功能保留，日常生活能力正常。早期的 MCI 概念仅指记忆损害，以后发现也可有语言、注意力和视觉空间障碍，其病因和发病机制尚未完全阐明。以往的观点认为认知功能的变化一般只是由正常老化所导致的认知功能障碍直接进展为痴呆，因此这一概念的提出恰恰可以补充这两者之间的空白。准确地说，MCI 是痴呆与正常人的衰老之间的以认知功能轻微损坏为主要特点的一种过渡病态。Petersen 将 MCI 分为三个亚型：①遗忘型 MCI（amnestic MCI，a-MCI）：以记忆损伤为主，多可进展为阿尔茨海默病。②复合型 MCI（multiple-domain MCI，md-MCI）：除记忆力受累外，尚有其他认知领域损害（如语言流畅性、注意力、视觉空间及执行功能损害等），有可能进展为阿尔茨海默病，也可能发展为血管性痴呆，或是症状保持长期稳定。③单一型 MCI：非记忆领域单一功能损害型 MCI（single-domain non-memory MCI，sd-MCI），如单纯语言障碍、注意力减退、执行功能障碍等。

197. 轻度认知功能障碍需要治疗吗

答：随着对阿尔茨海默病认识的深入，作为正常老年化向痴呆过渡状态的轻度认知功能障碍，越来越受到人们的关注。对轻度认知功能障碍积极干预是延迟认知功能进一步衰退的有效措施，能延缓及预防轻度认知功能障碍进展为痴呆。但目前关于轻度认知功能障碍干预措施的报道较少，药物也仅有个别的多中心研究报道。由于最多见的轻度认知功能障碍亚型是遗忘型认知功能障碍即阿尔茨海默病的前期，故关于轻度认知功能障碍的干预措施多沿袭阿尔茨海默病的治疗方案。治疗原则是：①识别及控制危险因素，进行一级预防。②根据病因进行针对性治疗，或对症治疗，进行二级预防。③在不能根治的情况下，尽量延缓病情，进行三级预防。

198. 认知训练可以延缓痴呆吗

答：答案是肯定的。《备急千金要方》中提到："头者，身之元首，人神所注，气血精明三百六十五络皆上归头。"所以通过智能训练可以增强"头"的功能，从而使神机得通，改善痴呆症状。智能训练有利于提高痴呆治疗的疗效，通过有意识反复的记忆训练，可延缓衰退，促进智力的恢复。人的大脑具有高度可塑性，通过规律的智能训练，可在一定程度上延缓神经细胞老化过程，从而降低和延缓老年痴呆的发生。一些经常积极用脑的健康老人，其传递信息的细胞"树突"数并不减少，甚至增加。据报道，来自芬兰和瑞典的研究人员让1300名60～77岁的人接受了为期两年的实验。一组注意饮食、固定做运动、常跟亲友来往，也常做些脑力游戏即智能训练；另一组则只注重一般身体健康。结果显示，两年以后，坚持健康饮食、固定运动、交友、常做脑力练习的一组，脑力明显比另一组强了25%。这提示智能训练有助于延缓痴呆，包括改善记忆力、理解力、定向力等。

199. 如何评估患者的认知功能障碍

答：发现老人异常后或治疗、康复训练前后需依据总体衰退量表（Reisberg）对患者进行认知功能评估。

（1）轻度认知功能障碍。轻度认知功能障碍是最早而明确的认知缺陷，即轻微丧失记忆（常常只涉及短期记忆）。其标志是存在下述两项或更多的表现：①到不熟悉的地方会迷路。②对贵重物品可能遗失或放错地方。③忘记已经吃过早饭。④不能长时间记住电话号码。⑤记忆新认识人的名字有障碍。⑥护理者发现患者回忆词汇困难。⑦阅读一篇文章或一本书后记住的东西甚少。⑧同事注意到患者的工作能力发生一定程度上的障碍。⑨临床检查有注意力减退的证据。（注：只有深入检查才能获得记忆减退的客观证据，患者否认自己有工作和社交能力的减退，并伴有轻、中度焦虑症状。）

（2）中度认知功能障碍。患者有明显的认知缺陷，包括短期和长期的记忆减退。表现在以下几个方面：①常记不起来主要的近期事件，对目前和最近的事件记忆减退。②对个人经历发生记忆缺陷，对过去的个人信息的记忆变得零散且不符合时间顺序。③不能完成复杂的工作。④从做“连续减法”中，可以发现其注意力不能集中。⑤旅行、管理钱财等能力产生障碍。⑥需要帮助才能有效地参与社会交往，如市场经营、金融管理、赴约会等事情。（注：通常无以下三方面的损害，时间和人物定向；识别熟人和熟悉的面孔；到熟悉的地方旅行的能力。）在其心理防御机制中，“否认”显得突出，情感冷淡，回避竞争。

（3）重度认知功能障碍。患者记忆丧失严重，短期记忆丧失，长期记忆也丧失。表现为忘记许多重要的个人情况，生活需要照顾，检查时半天不能回忆与目前生活密切相关的事情。具体表现为：①忘记童年时在哪所学校上学，家住在哪个城镇，本人毕业的高中或大学的名称。②忘记住址和使用了多年的电话号码。③忘记亲属的名字（如孙子的名字）。④产生地点定向障碍。⑤做 40 连续减 4 或 20 连续减 2 的计算有困难。⑥日常简单活动如穿衣及个人卫生不能正常完成。（注：在此阶段，患者尚保留一些与自己或他人有关的重要事件的知识。进食和大小便无须帮助，但不少患者不知道挑选合适的衣服穿。）

（4）严重认知功能障碍。患者认知功能丧失严重，短期记忆和长期记忆完全丧失，生活在永恒的“现在”。具体表现为：①不知道最后一次进餐的时间。②不知道年份、季节或自己目前的位置等。③忘记配偶的名字或认不出配偶的面孔。④做 10 以内加减法可能有困难。⑤日常生活需要照顾，基本日常生活能力下降，如吃饭或上厕所困难，可有大小便失禁。⑥昼夜节律紊乱。⑦在熟悉的家中迷路。⑧外出需要帮助，但行走能力一般能保存。（注：此阶段患者几乎总能记起自己的名字，常能区分周围的熟人与生人，还会出现人格和情绪改变，且这些变化颇不稳定。如出现错觉或幻觉，可能把自己在镜子里的影子认成陌生人，出现强迫症状、重复动作、焦虑或躁动，甚至出现以往从未有过的暴力行为。）

（5）极严重的认知功能障碍。此阶段患者丧失认知功能和基础运动能力，完全依靠别人的帮助吃饭和大小便；不能走路，通常失语，只有咕哝声。

200. 痴呆患者如何进行认知训练

答：认知训练的基本模式包括认知训练的评估、实施与评价3个阶段。

（1）认知训练前的评估，指通过各种途径，观察了解与收集痴呆患者的相关信息，了解患者的需求，判断患者存在的健康问题，从而根据评估结果确定患者的认知缺陷程度，为其制订明确的训练方向和目标。

（2）根据制订的训练方向和目标，接下来就需要有一个训练计划，一般可以先制订3个月的训练计划，计划执行完毕后可以对训练效果再进行分析和评估。①训练的第一阶段可以让痴呆患者接受全部的具有共性特点的认知项目训练，训练过程中再根据患者认知功能的残留部分和缺失程度，补充具有个体化特色的训练目标。在训练中要充分了解患者对训练方法、训练适应程度的情况，并跟患者共同分享训练的感受。训练时间是每周至少1次，每次时间不要超过1个小时。②患者完成具有共性特点的项目训练以后，还要留出一段时间（一般为1个月）进行个体化训练，根据痴呆患者的个性特征进行必需的训练项目和选择性训练项目。

（3）全部训练计划完成后，仍然要使用简易智能状态检查量表和日常生活能力量表对训练后痴呆患者的认知变化进行评估。

201. 康复训练对老年性痴呆是否有作用

答：康复训练的原理是充分利用人类中枢神经系统的可塑性，通过反复的功能锻炼使患者重新获得相关的生活技能，改善患者的认知。中枢神经系统的可塑性，就是虽然人体的神经细胞不能再生，通过训练后部分代偿坏死的神经细胞的功能，表现为神经细胞突起再生、突触可塑、功能脑区转移等。现代研究表明，积极、系统、规范的康复训练能起到增强体质，改善肢体功能，促进大脑功能的代偿，延缓痴呆的发展速度，整体提高患者的生活质量的作用。另外，康复训练能适量恢复患者的社会适应能力，改善患者的心理状况，减少痴呆患者抑郁、恼怒、焦虑等不良情绪的发生。

202. 老年性痴呆患者必须进行康复训练吗

答：阿尔茨海默病（俗称“老年性痴呆”）是一种隐匿起病、进行性发展的神经系统退行性疾病，发病机制尚未完全清楚。临床表现以记忆力下降，执行功能障碍，以及人格和行为改变等全面性智力下降为主。目前单纯药物治疗效果并不理想，需联合其他方法，如精心护理，进行系统、规范的康复训练。康复训练能有效减轻痴呆患者认知功能损害，提高生存质量，甚至整体提高智力、生活自理能力。

203. 出现肢体瘫痪还可以康复吗

答：很多痴呆患者到后期的时候，除智能障碍和生活能力逐渐下降外，还可出现肢体活动障碍。这是由于大脑萎缩，主管运动的大脑皮质随之萎缩，加之患者大多闷闷不乐，有自闭倾向，四肢肌肉废用性萎缩所致。肢体瘫痪的治疗应防大于治，以早期预防为主。如患者不愿或害怕活动，要鼓励患者放下心理压力，尽量活动，防止肢体废用性萎缩、瘫痪。肢体关节不利，可进行被动关节运动。只要经常活动，肢体瘫痪的机会就会大大减少。即使到了后期肢体瘫痪，仍有康复训练的必要性。康复训练包括肢体的主动运动和被动运动，还包括心理疏导。主动运动是让患者自己进行肢体活动，一方面可以改善肢体功能，防止瘫痪加重；另一方面也可减缓瘫痪进程。被动运动是康复人员进行对患者肢体的被动运动，如按摩、伸展等，目的是防止肢体僵硬和肌肉萎缩，在一定程度上还可预防深静脉血栓和褥疮等并发症的发生，改善患者生活质量。

204. 如何安排康复训练的强度和频率

答：如果条件允许，最好能适量增加康复训练的时间和强度，但时间和强度不宜过大。很多痴呆后期的患者，体质或体力均明显下降，因此，要在患者能接受的范围内，适当加大康复时间和强度。目前大多数医院的康复专科采取的康复训练是每天 2 次，每次 1 小时左右，每周 5 天，8 ～ 12 周为 1 个疗程。

205. 康复训练应注意什么

答：老年痴呆康复训练的注意事项如下：

（1）注意尽量把康复训练放在日常生活中。亲人要手把手地教患者做些力所能及的家务，如扫地、擦桌子、整理床铺等，以期生活能够自理。鼓励患者尽量参加社会活动，回归到生活之中，因为这样患者才能找到生活的乐趣，更好的感觉到自己的存在感和被需要感，唤起其对生活的信心。

（2）注意防护，安全第一。由于患者记忆力不同程度的下降，平时注意不要让患者单独外出，以免走失，即使有陪护人员共同出去，也要注意看护，注意在手腕、衣袋等地方带好标明清楚的个人信息标签，防止走失时能被及时送回。家庭生活中，注意在一些常用的小物品上做好标记，注明用处，在容易出现伤害的地方注有图标，平时家具或者生活用品摆放的位置也要固定，勿随意变化。

（3）加强智力训练。平时可以让患者适量进行智力方面的训练，如计算能力、逻辑能力等。比如用一些卡片、图片、视频等，让患者进行计算、分析，这样可以加强智力的训练，防止智力下降进一步加重。

（4）注意合理用药。老年痴呆是一种神经系统退行性的疾病，除了高级神经功能不同程度的下降，还会有多脏器的功能退化，甚至出现各种并发症。针对疾病本身以及各种并发症，需要及时就医，尽早合理用药，防止疾病加重。有疼痛或失眠时，及时使用适当的药物能减轻其痛苦，提高生活质量。

206. 长期卧床的痴呆患者如何进行康复训练

答：长期卧床的患者，由于自己的肢体活动功能已经明显下降，因此康复训练主要以在床上进行为主，康复训练主要包括被动活动以及主动活动两种方式。被动活动，比如被动活动患者的肩、肘、腕、髋、膝、踝等各个关节，以促进关节血液循环，改善关节灵活性，防止关节挛缩畸形等。另外，患者由于长期卧床，肢体活动少，四肢肌肉可出现不同程度的废用性萎缩，进行四肢肌肉的按摩、推拿等理疗，可以有效改善四肢的血液循环，防止形成深静脉血栓，也有效改善肌肉萎缩，还可以防止褥疮等并发症的发生。主动活动，如果患者仍能够进行肢体运动，可以进行主动的训练，比如抬手、抬腿、外展、左右翻身、腰部进行桥式运动等。

207. 血管性痴呆患者的康复训练有哪些

答：血管性痴呆患者的康复主要包括受损肢体的运动功能训练、日常生活自理能力训练、记忆力及思维的训练。运动功能训练是针对脑血管疾病引起的肢体功能障碍进行的康复，与平常的脑卒中康复训练一致。然而，因为患者记忆力、理解力均有所下降，训练时需要康复师或者护理人员更加富有耐心，需要反复的进行。日常生活自理能力训练比较简单易行，通过反复训练患者日常的生活活动技能，比如梳头、刷牙、洗脸、洗澡、吃饭等，具有知识性和趣味性，通过学习强化记忆，调动大脑、眼、手的协调能力，使患者重新获得基本的生活技能，让其生活能够自理。思维以及记忆力等能力的康复训练，增加了患者与周围人之间的交往和沟通，提高患者的信息传递及语言的理解及表达能力，减少了对他人的依赖，减轻对家庭及社会的负担，增强其自信心，愉悦心情，使患者的精神及社会功能障碍减到最低。

208. 目前主要的康复训练模式有哪些

答：目前主要的康复训练模式有药物疗法、物理疗法（如ABAB物理疗法）、3R疗法（智能激发疗法）、实物定位疗法、中医疗法、手术疗法、作业疗法、语言疗法、心理疗法、老年人保健室内活动训练、其他疗法。

209. 什么是智能激发疗法

答：智能激发疗法简称3R疗法，主要通过回忆往事（Reminiscence，改善记忆力）、现实定向（Reality Orientation，激发对事情的时间、地点、人物、环境等具体内容的记忆）和再激发（Remotivation，通过讨论、思考、逻辑思维等方式改善智力）三部分内容实现智能康复。具体方法：①创造接受气氛：每次开始由专人介绍小组成员、聚会地点、时间及每一位成员的身份。②讨论有趣题目：由负责人提出讨论有趣题目激发小组成员过去的记忆及个人感兴趣的项目（记忆提取），标定空间位置实物（空间定位），鼓励成员进行讨论和参与（再激发）。③分享生活空间：选一物品在成员中传递，以激发他们的感觉，鼓励他们讨论与手中物品的经历。④对生活中的正确信息进行反复学习，对不知不觉中获得的某种知识、规则进行强化学习（内隐、无错性学习）。⑤欣赏气氛：鼓励他们回忆以前的经历、嗜好等，通过各种活动激发记忆。结束时告知成员下次活动的时间、地点、题目，鼓励思考讨论内容。每周5次智能强化训练，每次30分钟，每周进行简明智能量表（MMSE）、日常生活能力量表（ADL）

评估。4 周为 1 个训练单元，共 12 周。

210. 什么是 ABAB 疗法

答：ABAB 疗法将智能康复时间分为四个时期，即第一基线期（A）、第一治疗期（B）、第二基线期（A）、第二治疗期（B），并在四个期内向患者实施身体感知、音乐和运动以及肢体的功能活动，三种物理康复疗法的训练内容，以增强触觉感觉输入为基础，建立一个本体感觉和动觉模型，以帮助产生皮质下身体形象，以改善功能性运动。老年性痴呆患者学习新知识困难，同时伴有失行、失认，不能进行复杂的运动，因此早期即以简单的日常习惯或过去习惯的活动项目，明确顺序一项一项地反复进行，并予适当的指导和帮助，以增强运动感，改善脑功能。此种方法更多在专业康复医院中由专门的康复医师根据病情不同情况设计实施。

211. 记忆训练对于老年痴呆患者有效吗

答：由于老年痴呆患者最明显的症状是记忆力下降，现代各种研究都表明，通过反复的记忆训练，能有效地延缓老年人记忆力下降的进程，且能使记忆力有不同程度的提高，同时可延缓大脑的衰退，促进智力的恢复，提高其生活质量，因此记忆训练的效果是明确的。

212. 记忆训练的方法有哪些

答：具体的记忆训练的方法包括瞬时记忆、短时记忆和长时记忆等。瞬时记忆力是瞬间接受信息后的记忆能力，其时间短，信息量大，记忆具有选择性等特点，受多种因素的影响。短时记忆力就是短时间的记忆能力，记忆时间大概数十分钟到数十小时，经过反复回忆可以转化为长时记忆。长时记忆就是将信息长时间存放于大脑的记忆力，主要为一些完整的生活片段、一些生活技能、一些人物的全面信息等，即使不一定马上能回忆起来，但是经过稍微回忆也能想起，不容易被遗忘。

213. 瞬时记忆训练的具体做法是什么

答：瞬时记忆就是大脑临时的记忆，相对长时记忆而言，具有信息量大、未经加工、保留时间短等特点。对于老年痴呆患者而言，训练其瞬时记忆可以更好地活跃大脑，使大脑处于兴奋状态。瞬时记忆方法：康复人员可以朗读一串不按顺序排列的数字，从两位数起，每次增加一位数字，如39、258、2364、81596……朗读完后可以让患者立即回忆并复述，不能有过长的思考时间，直至不能回答为止。

214. 短时记忆训练的具体做法是什么

答：短时记忆相对瞬时记忆而言时间稍长，但也不过数分钟，短时记忆的典型体现就是复述，对所学、所看、所想、所听的内容稍微回忆并加以复述，这就是短时记忆。给患者出示几件物品，如水杯、毛巾、手机、铅笔等，看完后马上收起来，让患者回忆所看到的物品。物品数量可由少到多，逐渐增加，观看的时间可由长到短，逐渐增加难度。可以演示患者已经忘记的一种生活技能，然后让患者重做一遍；也可以让患者听一小段语音，听完后让患者稍微回忆并加以复述。短时记忆可以慢慢发展为长时记忆，可以慢慢提高患者智力，并且让患者获得相关的生活技巧。

215. 长时记忆训练的具体做法是什么

答：不时让患者回忆一下家里亲戚朋友，自己亲人的出生年月，邻居的姓名，看过的电影内容，以前国家发生的大事等。收集患者年轻时的照片、相册，制成电子相册或幻灯片，每周播放1次，1次1小时，陪同患者一起观看，以激发患者对过往事物的回忆，旨在提高大脑神经中枢的兴奋度，增强信号传导，使记忆、学习能力达到最佳水平。通过家人了解其年轻时印象深刻的人、事、物，讲述给患者听，帮助患者回忆，鼓励患者尽可能用言语表达。

216. 激发记忆训练法该如何做

答：每周日组织1次组内活动，鼓励患者相互间交流，分享自己的往事及本周取得的进步。每天清晨为患者读报0.5小时，刺激患者对国内外发生的时事产生记忆。将0～9共10个数字写于硬纸上，每天向患者读数字10分钟，读数同时向患者展示数字，还可将不同的数字组合起来。每天为患者读诗句20分钟，并鼓励患者背诵。

217. 定向力训练该怎么做

答：定向力指一个人对时间、地点、人物以及自身状态的认识能力。对周围环境的认识能力障碍也就是定向力下降是老年痴呆患者最常见的症状之一，典型表现为出去后找不到回家的路，不知道现在哪年哪月及时间。定向力的训练方法主要以反复用视觉、听觉刺激患者为主，比如在显目的位置摆上时钟，清楚显示时分秒，摆上按日翻页的日历，让患者直观地知道现在具体时间。训练时间的定向力，在患者日夜颠倒、时间不分时及时纠正。医护人员穿着整齐，可在病房、病床、厕所、餐厅等醒目位置作位置标记，便于患者认识和分辨，知道所在何处，以训练其空间的定向力。在患者个人用品上标记合适的图片，提醒患者，引导其建立正确的定向力。护理上患者私人物体的摆放位置不要轻易变动，以免迷惑患者，使患者定向力发生偏差。

218. 痴呆患者如何进行注意力训练

答：注意力康复方法，注意障碍的康复是认知康复的中心问题，虽然它只是认知障碍的一个方面，但只有纠正了注意障碍，记忆、学习、交流、解决问题等认知障碍的康复才能有效地进行。第一，示范训练。训练者将要展现的活动通过多种感觉方式显示在患者眼前，并加以语言提示，以便患者集中注意力。如打太极拳，一边让患者看到舒展流畅的动作，一边抑扬顿挫地讲解动作要领，使患者视觉、听觉都调动起来，以加强注意力的训练。第二，分类训练。其目的是提高患者不同难度的注意力，操作方式多以纸笔练习形式为主，要求患者按指示完成规定的图案描绘，或对录音带、电脑中的指示执行适当的动作。分类训练内容还可按照注意力的分类分别进行持续性、选择性、交替性及分别性注意项目的训练。

219. 痴呆患者如何进行计算能力训练

答：主要为数字大小、多少的概念和计算能力的训练。如制作一些数字卡片，训练患者从小到大排列等，以锻炼患者对数字的理解；或者结合日常生活的常识来训练，比如问患者 1 斤苹果和 2 斤苹果哪个更多，将苹果分成两堆，让患者比较哪堆多、哪堆少等。计算力训练时避免单纯以数字的计算来训练患者，可以让患者进行一些简单的家庭消费账目计算，如去商场购买回一些日用品后，让他们算一算每样物品各花费了多少钱，共消费了多少钱，还剩下多少钱。也可以用具体的物品，来进行简单的计算。

220. 痴呆患者如何进行语言能力训练

答：对老年性痴呆患者来说，由于智力受损，导致语言功能受损是个大问题。针对受损程度不同，策略和目标不同。对非常重的，比如发音不清楚的，教其发简单的单词，尽量发清楚，也可给其看实物，比如水杯，叫其说出名称；对其用词很贫乏的，教其日常生活的简单用词，表达想法的简单用词，能慢慢接受就好。对简单谈话还可以，但忘词或词不达意的，家属不妨多鼓励患者适当多讲，不要怕说错。总之一定要鼓励患者多交流、多表达、多理解等，这是尽量修复语言能力的关键。不能操之过急，方法和进度要因人而异，循序渐进。

221. 有益的智力训练方法还有哪些

答：智力活动内容其实非常丰富，如逻辑联想、思维的灵活性能力、分析和综合能力、理解表达能力、社会适应能力等。常用的训练方法有逻辑联想、思维灵活性训练、日常生活活动训练。另外，将智能康复训练融入日常生活中，这更有利于老年痴呆患者的智力恢复，比如常做用脑且有趣的事，可保持头脑灵敏，不可让患者整日无所事事，这样只会让病情加重。老年人应保持活力，多用脑，如多看书，学习新事物，广泛接触各方面人群，和朋友谈天，培养多种业余爱好，如打麻将、下棋、打牌、弹琴等，这样可以活跃脑细胞，延缓大脑退变，保持智力。

222. 如何进行逻辑联想和思维灵活性训练

答：逻辑思维是人们对客观现实存在的规律性的自我总结的思考过程，由于老年痴呆患者大脑退行性病变，可以导致智力不同程度的下降，影响到逻辑联想以及思维的灵活性。要想训练患者的逻辑联想、思维的灵活性，需要尽量避免脱离生活，用枯燥的计算或者说教来训练患者，尽量结合现实事件，从每一件具体的细微的小事来启发患者。从儿童玩具中去寻找一些有益于智力的玩具，如按照图纸用积木搭出各种造型。分析和综合能力训练：经常让患者对一些图片、实物、单词做归纳和分类。比如拿出一些小孩用的图画卡片，让患者将动物、植物、生活用品等分开归类。理解和表达能力训练：给患者讲述一些事情，讲完后可以提一些问题让患者回答。让患者看一些简短电影、视频，让患者看完后总结视频的内容并且用自己的话语说出来，尽量鼓励患者多说、多写、多想。

223. 日常生活技能的训练方法是什么

答：日常生活技能的训练，主要内容在衣食住行中，如进食、如厕、穿衣、洗漱等。老年痴呆患者智力明显下降，即使是简单的生活技能也很难单独进行。因此训练时尽量让患者独自完成各种任务，从简单到复杂，如果患者能独自完成指定任务，再逐渐加大难度、缩短完成任务的时间，而且要反复进行，以此来温习逐渐遗忘的或者获得已经遗忘的生活技巧。智力下降的早期，患者生活能力尚可，行动方便的时候，可以进行户外活动的训练，训练患者能自己记忆回家的路，能进行简单的购物、转车等。中期患者记忆力明显下降，日常生活能力明显不足时，则以室内的生活小技能训练为主，如进行穿脱衣、鞋、袜训练，进餐训练，如厕训练等，可以辅以穿脱衣器、纽扣器、穿袜器等生活辅助用具来帮助改善日常生活独立性，以尽量保持患者基本生活能力为主要目的。到了晚期，患者生活不能自理，生活能力严重损害时，则以在床上或者轮椅的活动为主，进行简单的生活活动，如轮椅转移训练，坐位到站位转移训练，站－坐训练；床上训练主要为床上桥式运动、床上翻身、卧位到坐位转移。尽量维持患者的简单动作能力，减少并发症的发生。

224. 智能康复训练中应注意什么问题

答：智能康复训练中应注意以下问题，以免适得其反。

（1）由于患者记忆功能减退，从一个智力正常的人变成一个容易丢三落四甚至需要别人照顾的患者，常常记不清自己身边的亲人、朋友的名字，忘记自己会的事情，忘了自己想做什么，加上亲人或者其他人的责备，容易产生焦虑、抑郁、甚至恐惧情绪，因此训练时避免或减少患者在智能训练中的焦虑和依赖情绪。此时要求训练者要多对患者实施鼓励和表扬。

（2）患者智力下降，容易产生对周围环境的依赖，环境的变化容易导致患者的不适应，导致患者生活能力进一步下降。因此需要尽量保持痴呆患者居住环境的温馨和安静，不要随意变动物品、家具的摆放，避免家庭的摆设复杂化，墙壁和地板尽量使用淡雅、简朴的图案以及色彩。另外，患者生活自理能力下降，由于亲人或者护理人员的细心照顾，习惯了这种生活之后，容易产生一种依赖性。为避免患者对家人的精心照顾产生依赖，训练中凡患者能自己去做的一定让其自己去做，以便使患者从中获得信心及满足感，增强自理能力。

（3）训练中，由于患者不能表达出自己的想法，容易导致康复人员及患者之间沟通的不足，导致患者自我封闭，不能更好地与环境交流，因此需要经常与患者保持良好的沟通。鼓励患者多表达自己，尽可能地让患者多了解外部的信息，多培养、鼓励患者参加各种兴趣活动，不要使其处于封闭的生活环境。

225. 解决智能康复训练常见问题的方法有哪些

答：康复训练中遇到的问题，可以从三方面着手解决。一是康复人员方面。康复人员要有足够的耐心和信心，接触患者的时候，要尽可能全面地了解患者的病史、性格、生活习惯、心理状态等情况，根据自身情况制订系统、详尽的康复训练计划。对患者在康复训练中的进步给予适当鼓励，以促进医患双方的融洽，使康复事半功倍。二是患者亲人、朋友。这些人是与患者接触时间最多的人，在跟患者生活的时候，要给予充分的理解。因为患者患病内心已充满内疚，亲朋好友的不理解甚至责备、嫌弃都会使患者产生负面心理，降低康复训练效果。三是环境方面。患者由于生病，对环境的适应能力下降，故在布置家具和物品的时候，要尽量符合患者的生活习惯，不要随意改变位置，对必须变化的情况要详细告知患者。另外，居住地的装饰也非常重要，整体装饰的氛围要做到淡雅、精致、人性化，对有可能会伤害到患者的地方要加以防护。

226. 康复人员训练痴呆患者时应注意什么

答：①医护人员需要和患者积极做沟通，需不厌其烦地向患者讲解，让患者配合训练，建立友好的医患关系是关键。②充分了解每个患者的基本状况，根据不同患者的心理状况给予不同的训练方式，让患者乐于接受。③训练内容由简到难，循序渐进，充分肯定和鼓励患者取得的每个进步，态度谦逊、耐心。

227. 如何正确评估痴呆患者的康复情况

答：训练的周期通常为3～6月，训练后进行评估。康复时如果单纯靠康复人员、亲人或者患者自身进行效果的评价，常常非常主观、不甚准确，要正确评价痴呆患者的康复情况，则需要用到一些常用的医学量表，把康复前后患者的情况进行量化，一目了然、客观的评价。现今的痴呆评价量表很多，如简易智能精神状态检查量表（mini-mental state examination，MMSE）、长谷川痴呆量表（HDS）、临床痴呆评定量表（CDR）、认知能力筛查测验（CASI）、阿尔茨海默病评定量表（ADAS）、日常生活能力量表（ADL）、社会功能活动量表（FAQ）、画钟测验等。测试康复前后两次患者的量表评分，就可以准确评价患者的康复情况。

三、调护篇

（一）中医调护

扫码听书

228. 痴呆有哪些早期信号

答：痴呆早期识别、早期治疗疗效较好，上工治未病，中医“治未病”思想一直提倡“未病先防，既病防变”。疾病一些的早期表现尤须重视，一般有以下几种：①近事记忆丧失。②迷路。③性格改变。④猜疑。⑤言语交流困难。⑥难以胜任以往熟悉的工作。⑦判断力下降。⑧计算困难。⑨性问题。⑩失去主动性。

229. 如何做到早期预防痴呆

答：平时要保持乐观情绪，克服孤独、压抑、焦虑的负性心态，是预防老年性痴呆的关键措施。坚持学习，勤于动脑，加强记忆训练和分析综合能力，是防止老年性痴呆的有效方法。积极参与社会活动和文娱体育活动，增加生活兴趣和爱好，戒除不良的生活习惯，如大量吸烟和过量饮酒等，注意调理饮食，防止动脉粥样硬化和心脑血管疾病的发生，对防止老年性痴呆有积极作用。对进入更年期的患者可考虑使用激素代替治疗和中医药的调理。同时要加强社区老年保健工作，注意发现轻度痴呆患者，积极进行治疗，以防病情加重。积极治疗心脑血管疾病和糖尿病，防止脑梗死、腔隙性脑梗死、脑血栓等形成而发展为血管性痴呆。对已出现老年性痴呆早期症状者，给予脑功能促进剂，以延缓病情进展，促进患者康复。

230. 为什么老年人易患痴呆

答：人的大脑分工不同，左脑以学习知识、逻辑思维为主，右脑以形象思维、艺术音乐运动为主。如果左右脑发展不平衡，多数注重事务管理学习，偏废右脑兴趣功能，右脑就没有进行培养。《黄帝内经》云："七八，肝气衰，筋不能动。八八，天癸竭，精少，肾脏衰，形体皆极，则齿发去。"步入老年后，机体会逐步体衰力弱，功能失调，易发中风等疾患。或因离开工作岗位，缺乏生活乐趣而避世孤独。长此以往，会发生性格扭曲，焦虑抑郁，痴呆随之而来。

231. 痴呆的中医养生原则是什么

答：痴呆的中医养生原则有几点：①协调脏腑。通过五脏六腑间的相互依赖、制约及生克制化作用实现其平衡。有生有制可保持一种动态平衡，保证生理活动的顺利进行。从养生角度讲，可通过一些养生手段实现脏腑的协调。②通畅经络。《素问·调经论》云："五脏之道，皆出于经隧，以行血气，血气不和，百病乃变化而生。"通畅经络作为一条养生的指导原则，贯穿于各种养生方法之中。③清静养神。《素问·痹论》云："静则神藏，躁则消亡。”《素问·上古天真论》云“精神内守，病安从来”，强调清静养神的养生保健意义。④节欲葆精。《类经》明确指出：“养生者，必宝其精，精盈则气盛，气盛则神全，神全则身健，身健则病少，神气坚强，老而益壮，皆本乎精也。”⑤调息养气。《类经·摄生类》云：“善养生者导息，此言养气当从呼吸也。”⑥综合调养。包括养宜适度、养勿偏过、审因施养。⑦持之以恒。养生贯穿一生，痴呆患者也应遵循这些原则养生，同时配合药物治疗。

232. 痴呆患者适合做什么户外运动

答：痴呆患者可根据病情，在家人和陪护者的陪同下进行一些力所能及的运动。早期患者病情较轻，生活自理能力和自控能力尚可，可进行乒乓球、羽毛球、下棋、打扑克、钓鱼、慢跑、体操等运动；中期病情较明显，可在家人等陪同下进行散步、做简易手指操等；晚期病情较重，如卧床不起者，需家人或陪护者帮助下进行被动的关节活动，翻身及肢体功能锻炼，以减少褥疮等长期卧床疾病的发生。

233. 痴呆患者练太极拳和太极剑对预防疾病进展有益吗

答：太极拳、太极剑要理遵《太极拳论》，法循《太极拳说》，根据太极拳静、松、稳、匀、缓、合、连的原则，以松静为体，柔圆为用，以松柔为法，舒展全体，开启经络，畅通血脉，心意率行，气血流注，进行用意不用力的锻炼。所以练太极剑、太极拳要求“心静”，注意力集中，并且讲究“用意”，这些对大脑活动有良好的训练作用。练习太极拳或者太极剑时，动作需要“完整一气”，由眼神到上肢、躯干、下肢，上下照顾，毫不散乱，前后连贯，绵绵不断，需要良好的支配和平衡能力，因此需要大脑在紧张的活动下完成。这也间接地对中枢神经系统起着训练作用，从而提高脑功能。所以说练习太极拳和太极剑是对早、中期痴呆患者有百益而无一害的。一方面是机体得到锻炼，俗语有云“动一动十年少”，可以增强患者体质，预防并发症及心脑血管疾病的发生。另外对于痴呆患者来说，像此类慢节奏的运动更易于学习，适合还有活动能力的痴呆患者。

234. 痴呆患者适合打麻将吗

答：打麻将可以说是普及性最高的一项娱乐活动。从脑保健的角度而言，适当打麻将是一种智慧与趣味结合的活动，有益于智力开发、情趣培养。打麻将从起牌开始就得动脑筋。牌一抓够，一个初步的作战方案即基本形成。在玩牌的过程中，战况往往异常错综复杂，瞬息万变。战局陷入困境，不得不设法绝处逢生；局势发展顺利，力求稳住阵脚，扩大战果，直到最后胜利。这些都得依赖大脑的功能活动。另外，由于两人对垒就必须时时注意他人的动态，随时改变自己的战略部署和打法。就是说，玩麻将时大脑的思维始终都在不停地活动。大脑如此复杂的连续活动，无疑能改善脑细胞的代谢活动，防止脑动脉硬化，进而防止脑细胞退化、老化，保证脑细胞不至于因年龄的增加而过多地减少。此外，在洗牌、抓牌时，彼此间亲密交谈，能联络感情，对身体健康也有好处。已脱离工作岗位的老年人玩几圈麻将，可摆脱单调的家庭活动，把自己置身于新的环境和思维之中，有助于克服孤独感和寂寞感。但是需要指出的是，老年人打麻将要做到以下几点：不要赌博，不要玩的时间太长（3 小时内为宜），保持室内空气新鲜，不要上瘾，定时场间休息。

235. 痴呆患者可以练哪些手指节奏操

答：手指节奏操有以下功能：增强注意力；改善记忆力；开发弱势脑；改善读写能力；提高大脑反应速度；提升创造力；增强身体的节奏感、韵律感；缓解脑疲劳，增强脑力；缓解亚健康状态；改善办公室综合征——颈椎病、肩周炎、鼠标肘；强身健体，预防疾病；增进情感沟通，促进家庭与社会和谐。具体方法有：①凯勒手指旋转法。伸出双手，五指指尖相对，成空心圆球状，然后，对应手指逐一逆向旋转，从大拇指到小指，各进行 10 次，速度能快尽量快。尽量保持手的圆球状，手指不能相碰。熟练后还可反向和闭目练习。②对接手指。两手大拇指轮流对接另一只手，其他手指循环往复，越快越好。③编手指。左手四指并紧，右手拇指始终在左手拇指下，右手各指与左手编织在一起，先使右手的第三和第五指在上，二和四指在下，然后迅速换至二、四指在上，三、五指在下。熟练后可换手。④并手指。各指并拢，先使第三和第四指分开，再并拢，使二、三和四、五指分开。分别练习熟练后，再合成练习。⑤五指曲张。五指伸展，拇指的第一和第二关节，其余各指的第二和第三关节弯曲成 90°。熟练后可增加转手臂动作。⑥出手指。练习方法：双手握拳，手心面向自己。左手的大拇指与右手的小指一起伸出、收回，然后左手的小指与右手的大拇指一起伸出、收回。伴着8拍节拍，使之有节奏感，越快越好。⑦敲手指。食指与中指放在桌面，然后迅速换成中指和无名指，采用八拍节奏，交替练习，可在协调左右脑的同时提高反应速度。⑧打枪。先将右手的大拇指和食指伸出，其他手指握紧，表示一把手枪，左手只伸出食指表示数字1；然后换手，左手的大拇指和食指伸出，其他手指握紧表示手枪，右手伸出食指和中指表示数字2，以此类推到10。⑨阿拉伯计算法。伸出一手，拇指代表1，食指代表2，中指代表4，无名指代表8，小指代表16。弯曲手指即代表相应的数字。大拇指弯曲表示1；大拇指和食指一起弯曲表示3，以此类推，从1数到30，熟练后可增加到100。手指节奏操对痴呆患者是有益的。

236. 食疗对痴呆患者有效吗

答：食疗不仅对痴呆有益，而且对于所有的病都是有益的，俗话说“病从口入”，另外中医理论中也说脾为后天之本，这都说明“吃”的重要性。而对于痴呆患者应该如何吃呢？首先应该增加蛋白质饮食，尤其是生理价值高的优质蛋白质应占50%以上，其中首选鱼类，特别是海洋鱼类及其产品、瘦肉与乳类是老年痴呆饮食之一。其次应该选择高维生素食物。维生素C与维生素E是天然的抗氧化剂、防衰老剂，老年痴呆饮食也是在老年痴呆的预防和治疗过程中起了举足轻重的作用。新鲜蔬菜、水果中维生素C含量丰富，油类作物中尤以糠油、麦胚油中含量最高。再次应摄入适量的无机盐和微量元素，如碘、锌、钙等。碘在海产品中含量较高，尤以海带、紫菜中含量最高。锌存在于鱼、贝、瘦肉、蛋、豆及坚果等食物中。含钙丰富的食物有奶类、豆类、虾皮、黑芝麻等。最后选择一定量的脂肪，以植物油为主，如花生油、豆油及芝麻油等。核桃、瓜子、松子中所含的不饱和脂肪酸较多，又有健脑益智作用，每天坚持适量食用可预防大脑早衰、智力减退。

237. 预防痴呆的食物有哪些

答：小米中含有大量的B族维生素和氨基酸，都是预防大脑衰退的重要元素。小米粥和饭都是老人可以常吃的事物。洋葱富含抗血小板凝集因子，进入人体内可以稀释血液，清除血管斑块，改善大脑血液循环。大蒜素和维生素B_1混合可以产生一种蒜胺的物质，有益于健脑护脑。菠菜富含维生素A、维生素C、维生素B_1、维生素B_2和大量抗氧化物，可以改善脑细胞代谢，清除有害物质。黄花菜也有与之类似的作用，不仅健脑而且养生，但新鲜黄花菜含有一定有害成分，食用前需要用开水焯一下，清水浸泡，不能过食。

238. 核桃可以补大脑防痴呆吗

答：我国古人早就发现核桃具有健脑益智作用。我国明代著名医药学家李时珍曾写道核桃能“补肾通脑，有益智慧”。核桃又称胡桃，为胡桃科植物。核桃仁含有丰富的营养素，每百克含蛋白质15～20g，脂肪60～70g，碳水化合物10g，并含有人体必需的钙、磷、铁等多种微量元素和矿物质，以及胡萝卜素、核黄素等多种维生素。核桃中所含脂肪的主要成分是亚油酸甘油酯，食后不但不会使胆固醇升高，还能减少肠道对胆固醇的吸收，因此，可作为高血压、动脉硬化患者的滋补品。此外，这些油脂还可供给大脑基质的需要。核桃中所含的微量元素锌和锰是脑垂体的重要成分，常食有益于脑的营养补充，有健脑益智作用。核桃不仅是最好的健脑食物，又是神经衰弱的治疗剂。患有头晕、失眠、心悸、健忘、食欲不振、腰膝酸软、全身无力等症状的老年人，每天早晚各吃 1 ～ 2 个核桃仁，即可起到滋补治疗作用。所以说，核桃能补脑，并能防老年性痴呆。老年人可以进食核桃来预防痴呆。

239. 中医讲究以形补形，痴呆患者能吃猪脑吗

答：猪脑味甘，性平。入肝、肾经。功用滋阴润燥，益精补髓疏风，润泽生肌。用于肾虚、髓海（脑）不足所致的眩晕、耳鸣、健忘、头痛、失眠，手足皲裂，痈肿，冻疮。富含钙、磷、铁等元素，以及维生素 B_1、维生素 B_2、烟酸、维生素 C 等。食疗就是根据个人情况将中药药物同食物炖服，肝肾阴虚导致的头晕目眩、腰膝酸软、失眠健忘，加天麻、粳米或怀山药、枸杞子炖服；心血不足、烦躁不安、失眠多汗、头痛耳鸣，加小麦、大枣或川芎、白芷炖服。注意事项：猪脑以新鲜为好。其含胆固醇较高，不宜久服。此外猪脑与酒同服可促使动脉粥样硬化形成，最好不要同服。总之，猪脑适宜肝肾不足，脑髓不足的痴呆患者食用，根据个人具体情况选择不同药材搭配，并注意适量适时。

240. 吃得太饱也会痴呆吗

答：吃得过饱，不仅影响胃肠，还会损害大脑健康。古人很早发现过饱会使人早衰，医家陶弘景的《养生延年录》说：所食愈少，心愈开，年愈寿；所食愈多，心愈塞，年愈损焉。吃得太饱，因为消化的需要，全身的血液过多地集中在胃肠从事消化工作，大脑供血供氧不足，脑细胞正常代谢受影响，所以人吃饱后会有昏昏欲睡的感觉，会影响人的思维记忆，使学习和记忆能力下降。专家指出，进食过饱后，大脑中被称为“纤维芽细胞生长因子”的物质会明显增加。这些纤维芽细胞生长因子能使毛细血管内皮细胞和脂肪细胞增加，导致动脉粥样硬化提前，如果长期饱食的话，则会引起脑动脉硬化，出现大脑早衰、智力减退等现象。俗话说，吃饭八分饱。我国著名营养学家李瑞芬教授总结：人过中年后进食最好“一日多餐，餐餐不饱，饿了就吃，吃得很少”。

241. 痴呆患者如何做到饮食均衡

答：痴呆患者要做到饮食均衡应该做到以下三点：第一，饮食要清淡，品种多样化。保证蛋白质的供应，多食富含维生素、纤维素的食品，忌营养摄入不足或维生素缺乏。研究发现，牛奶、鸡蛋、鱼、肉、动物肝脏等优质蛋白食品对大脑机能有强化作用，大量的蔬菜、水果及豆制品可补充维生素 B、维生素 C、维生素 E，防止营养不足引起的智能障碍。第二，饮食均衡，避免摄取过多的盐分及动物性脂肪。对蛋白质、食物纤维、维生素、矿物质等都要均衡摄取。增加卵磷脂的摄入，多摄取卵磷脂可预防老年痴呆。第三，饮食节制，不能过饥或过饱。一些研究人员把老年性痴呆患者与健康老年人的饮食习惯进行比较后发现，患此病的老年人在壮年时期就食欲旺盛，晚饭吃得过饱。

242. 痴呆的老人有忌口吗

答：痴呆的老人应该在烹调时，尽量不放或少放味精，因为味精的主要成分是谷氨酸钠，脑组织通过酶的转换使谷氨酸生成氨酪酸，摄入过多的味精时，可引起头痛、恶心等症状。过多的食糖，特别是精制糖摄入过多，易使脑功能出现神经过敏或神经衰弱等障碍。要以碳水化合物如米饭、面食、馒头、粥、粉为主食，痴呆患者食过多杂食会影响进食要求，造成营养障碍。另外就是不要喝酒、抽烟。喝酒过度会导致肝机能障碍，引起脑机能异常。一天喝酒超过 0.3 升的人比起一般人容易得脑血管性痴呆。对心脏有益的东西同样有益于大脑的健康。比如说，降低血压和适量饮酒这一有利于心脏健康的做法或许同样可以延缓智力随年龄的增长而衰退。 研究人员对 400 位老年人进行了长达 12 年的跟踪研究发现，在这段时间里，血压降低了的人要比那些血压没有降低的人的智力衰退程度要小。

243. 食物性味对痴呆患者有影响吗

答：中医五味分别是：①酸：能收、能涩，有收敛固涩作用。不良反应：酸味药大多能收敛邪气。②苦：能泄、能燥、能坚。苦能泄含义有三：一指苦能通泄，二指苦能降泄，三指苦能清泄。苦能坚的含义有二：一指苦能坚阴，即泻火存阴；二指坚厚肠胃。③甘：能补、能缓、能和，有补虚、和中、缓急、调和药性等作用。不良反应：腻膈碍胃，令人中满。④辛：能散、能行，有发散、行气活血作用。不良反应：辛味药大多能耗气伤阴。⑤咸：能软、能下，有软坚散结、泻下通肠作用。不良作用：多食咸则脉凝冷而变色，能伤脾胃。

痴呆主要治疗原则是虚者补之，实者泻之。补虚益损，解郁散结是其治疗大法。脾肾不足，髓海空虚之证，宜培补先天、后天，以冀脑髓得充，化源得滋；对于气郁血瘀痰滞者，气郁宜开，血瘀宜散，痰滞应清，以冀气充血活，窍开神醒。所以根据辨证选择不同的性味。例如：痴呆类型髓海不足的患者应该以补肾为主，所以应该适量的食用甘、咸味；气血亏虚的患者以补气血为主，应予适量甘味食物；痰浊蒙窍者治疗以健脾化痰、豁痰开窍为主，应食用适量辛、甘味食物；瘀血内阻者应予适量辛味食物，起到活血化瘀作用；心肝火旺者应适量食用苦味食物；但痴呆患者以虚为本，都应适量服用甘味食物以补虚。

244. 喝茶对痴呆患者有什么影响

答：研究表明，饮茶可止渴、消食、除痰、明目、利尿、除烦、去腻、防癌、提神益思、延年益寿。根据中医的说法，人的体质有燥热、虚寒之别，因而体质不同的人饮茶也有讲究。一般来说，燥热体质的人，应喝凉性茶；虚寒体质者，应喝温性茶。具体说来，有抽烟习惯、体形较胖的人，容易上火，应喝凉性茶；肠胃虚寒，或体质较虚弱者，应喝中性茶或温性茶。所以喝茶对痴呆患者有益。由于茶中含有多种抗氧化物质与抗氧化营养素，对于消除自由基有一定的效果。因此喝茶也有助防老，具养生保健功能，每天喝三两杯茶可起到防老的作用。茶叶中含有多种维生素和氨基酸，喝茶对于清油解腻、增强神经兴奋以及消食利尿都具有一定的作用。茶叶是天然养生保健饮料，而绿茶的抗氧化物质比较多，其中的茶多酚对于机体抗衰老和增强抵抗能力是有益的，可以把绿茶作为长期的饮料来喝。绿茶是未经发酵的茶叶嫩芽，常饮绿茶对身体有一定的好处，对于降血脂和减肥，防电脑辐射等有一定的作用。但是对于老年痴呆的问题不能一概而论。喝茶有预防疾病的作用，但不是完全的，因为老年痴呆的问题是个复杂的问题，需要多方面的注意才能有比较好的预防作用。老年人的痴呆问题是由老年机体老化、大脑萎缩以及脑神经受到损害等一系列问题产生的，其病理比较复杂，需要早期预防以及针对施治。

245. 痴呆患者喝茶应注意什么

答：英国《每日邮报》报道，科学家最新发现，“喝茶+喝咖啡+吃核桃+常锻炼+晒太阳”可以防止老年痴呆。研究表明，每天喝1杯茶或咖啡，有助防止老年痴呆，因为这两种饮料都可以使记忆丧失危险下降40%。美国加州大学科学家表示，与不喝茶或咖啡的老人相比，经常喝茶或咖啡的65岁以上老人，老年痴呆症状分别减少37%和20%。但是要注意，饮茶有“十二忌”：忌空腹饮茶，茶入肺腑会冷脾胃；忌饮烫茶，最好56℃以下；忌饮冷茶，冷茶寒滞、聚痰；忌冲泡过久，防止氧化、受细菌污染；忌冲泡次数多，茶中有害微量元素会在最后泡出；忌饭前饮，茶水会冲淡胃酸；忌饭后马上饮茶，茶中的鞣酸会影响消化；忌用茶水服药，茶中鞣酸会影响药效；忌饮隔夜茶，茶水时间久会变质；忌酒后饮茶，酒后饮茶伤肾；忌饮浓茶，咖啡因使人上瘾中毒。

246. 防治痴呆可用什么中药

答：有人对中药治疗老年性痴呆的临床报道进行分析，结果发现，所统计的47首方剂中使用频率最高的药物依次为石菖蒲、当归、茯苓、地黄、远志、甘草、陈皮、半夏、白术、党参和川芎。治疗老年性痴呆的专方中，使用频率最高的中药有补益药：人参、党参、黄芪、地黄、枸杞子、山茱萸和茯苓；活血药：丹参、川芎、当归和赤芍；化痰开窍药：菖蒲、胆星和半夏；益智药：远志和益智仁；平肝息风药：天麻、柴胡和钩藤；清热解毒药：黄芩和黄连等。

247. 党参对痴呆有什么作用

答：党参又名辽参，因其故乡在上党而得名。在古代也称之为人参。党参性味甘，平，归脾经、肺经。党参具有补中益气，健脾益肺的功效，用于脾肺虚弱，气短心悸，食少便溏，虚喘咳嗽，内热消渴等。《本草从新》记载："补中益气，和脾胃，除烦渴。中气微弱，用以调补，甚为平妥。"现代研究：①益智作用，党参能增强和改善小鼠的学习记忆能力。②镇静、催眠、抗惊厥作用。本品内服：煎汤，6～15g；或熬膏、入丸散。生津养血宜生用，补脾益肺宜炙用。

248. 人参可用于痴呆患者吗

答：人参味甘、微苦，性平。归脾经、肺经、心经。功用：大补元气，复脉固脱，补脾益肺，生津止渴，安神益智。适宜劳伤虚损、食少、倦怠、反胃吐食、大便滑泄、虚咳喘促、自汗暴脱、惊悸、健忘、眩晕头痛、阳痿、尿频、消渴、妇女崩漏、小儿慢惊及久虚不复，一切气血津液不足之症。现代研究：人参对学习记忆的影响有双向性及成分依赖性，能使动物大脑更合理地利用能量物质葡萄糖，氧化产能，合成更多的 ATP 供学习记忆等活动之用。本品内服：煎汤 3 ～ 10g，大剂量 10 ～ 30g，宜另煎兑入，或研末 1 ～ 2g，或敷膏，或泡酒，或入丸、散。不能与藜芦、五灵脂、葡萄、茶同用。禁忌：人参是一种补气药，如没有气虚的病证而随便服用，是不适宜的。体质壮实的人，并无虚弱现象，则不必进服补药，妄用该品。如误用或多用，往往反而导致闭气，而出现胸闷腹胀等症。有些人认为人参是一种补品，以为吃了对身体总有好处，这是错误的想法。无论是红参或是生晒参，在食用过程中一定要循序渐进，不可操之过急，过量服食。另外，一定要注意季节变化，一般来说，秋冬季节天气凉爽，进食比较好；而夏季天气炎热，则不宜食用。

249. “养命要药”远志如何用于痴呆防治

答：远志，性温，味苦、辛，最早记载于《神农本草经》，被列为上品，并被视为养命要药，具有安神益智、祛痰、消肿的功能，用于心肾不交引起的失眠多梦、健忘惊悸，神志恍惚，咳痰不爽，疮疡肿毒，乳房肿痛。《神农本草经》云："主咳逆伤中，补不足，除邪气，利九窍，益智慧，耳目聪明，不忘，强志倍力。"明代李时珍《本草纲目·远志》云："此草服之能益智强志，故有远志之称。"现代研究证实，远志具有强身益智和增强脑区域性代谢的功能，脑保护作用出现的部分原因与酞基糖有关。此外，远志的水提液还对基底前脑核损伤造成的大鼠记忆和行为失调具有一定的修复作用。内服：煎汤，10～30g；浸酒或入丸、散。外用：适量，研末酒调敷。心肾有火、阴虚阳亢者忌服。

250. 远志的好搭档石菖蒲如何用于痴呆防治

答：石菖蒲性温，味辛、苦，功效化湿开胃，开窍豁痰，醒神益智。治癫痫，痰厥，热病神昏，健忘，气闭耳聋，心胸烦闷，胃痛，腹痛，风寒湿痹，痈疽肿毒，跌打损伤。内服：煎汤，1～2钱（鲜者3～8钱）；或入丸、散。外用：煎水洗或研末调敷。配远志，开窍散郁；配磁石，益肾平肝、宁心安神；配生姜，豁痰开窍；配黄连，化浊开胃；配蛇床子，杀虫。常用经典用方两首：①治健忘：远志、石菖蒲等份，煎汤常服。（《卫生易简方》）②治心气不足，五脏不足，甚者忧愁悲伤不乐，忽忽喜忘，朝瘥暮剧，暮瘥朝发，发则狂眩：石菖蒲、远志（去心）、茯苓各二分，人参三两。上四味，捣下筛，服方寸匕，后食，日三，蜜和丸如梧桐子，服六七丸，日五，亦得。（《古今录验》定志小丸）

251. 益智仁如何“益智”

答：益智仁性味辛，温。入脾、肾经。具有温脾，暖肾，固气，涩精的作用。可治疗冷气腹痛，中寒吐泻，多唾，遗精，小便余沥，夜多小便。治遗精早泻，常与金樱子、龙骨、山茱萸同用；治尿频遗尿，常配伍山药、乌药，如缩泉丸；治脾阳不运及涎唾自流，常与党参、白术、干姜同用。本品内服：煎汤，3～9g；或入丸、散。阴虚火旺或因热而患遗滑崩带者忌服。尤宜痴呆脾肾阳虚者。

252. 如何制作健脑养脑的药膳

答：首先是食物的选择上，针对老年人特别容易出现的大脑功能衰退现象，中医营养学家建议熬制一些易学的营养粥给老人食用。可选取具有滋补肝肾，填髓健脑的中药和食物，如枸杞子、鹿角胶、龟甲胶、莲子、山药、黄芪、茯苓、胡麻仁、核桃、紫菜、海带、大枣、百合、桑葚子、赤小豆、何首乌等药食兼可之品，不仅口感好，还宜长期服用。现介绍几款药粥供参考：

（1）山药芝麻粥。最好是铁棍山药，铁棍山药富含丰富的蛋白质，维生素和多种氨基酸与矿物质。中医学认为，山药可补脾肺肾之气，滋养脾肺肾之阴。黑芝麻含有大量的脂肪和蛋白质，以及糖类、维生素 A、维生素 E、卵磷脂、钙、铁、铬等营养成分，有健胃、保肝、促进红细胞生长的作用，并可增加体内黑色素，有利于头发生长。山药、黑芝麻各 20g，粳米 150g，白糖

25g。将山药润透，切成片；黑芝麻去杂质；粳米淘洗干净。三种材料共放入锅内，加水适量，置武火上烧沸，文火煮35分钟，加入白糖即成。每日1次，早餐食用。可补脑，润肠，补脾，用于老年性痴呆患者。

（2）茯苓山药粳米粥。茯苓有利水渗湿、健脾宁心作用。茯苓、山药各20g，粳米150g，白糖25g。山药洗净，润透，切薄片；茯苓研成细粉；粳米淘洗干净。将粳米、山药放入锅内，加水适量，置武火上烧沸，打去浮沫，放入茯苓粉，再用文火煮35分钟，加入白糖即成。每日1次，早餐食用。功效健脾，除湿，安神，用于老年性痴呆患者。但是此类药膳邪实证患者避免食用。

（3）核桃粥：核桃仁30g，粳米200g，大枣10枚。洗净放入锅内文火慢炖熬成粥，每日两次。

（4）枸杞粥：枸杞子20g，小米100g，瘦猪肉末30g。洗净放入锅内文火慢炖熬成粥，服时加少许精盐调味，可常服。

（5）桂圆粥：桂圆肉30g，粳米50g。洗净加入锅内，加入500mL水，大火煮开5分钟，文火30分钟，趁热服食。

（6）花生粥：花生米45g，粳米60g，可放冰糖适量调味。加水煮至米烂汤稠为度，早上空腹趁热服用。花生米中的卵磷脂是神经系统所需要的重要物质，能延缓脑功能衰退。

253. 痴呆老人能喝葡萄酒吗

答：葡萄的营养价值很高，而以葡萄为原料的葡萄酒也蕴藏了多种氨基酸、矿物质和维生素，这些物质都是人体必须补充和吸收的营养品。目前，已知的葡萄酒中含有的对人体有益的成分大约就有600种。葡萄酒是具有多种营养成分的高级饮料。适度饮用葡萄酒能直接对人体的神经系统产生作用，提高肌肉的张度。除此之外，葡萄酒中含有的多种氨基酸、矿物质和维生素等，能直接被人体吸收。因此葡萄酒能对维持和调节人体的生理机能起到良好的作用。尤其对身体虚弱、患有睡眠障碍者及老年人的效果更好。可以说葡萄酒是一个良好的滋补品。饮用葡萄酒后，如果胃中有60～100mL的葡萄酒，可以使胃液的形成量提高到120mL。此外，葡萄酒中的单宁，还可以调整肠道肌肉系统中平滑肌纤维的收缩性，调整结肠的功能，对结肠炎有一定的功效。虽然葡萄酒的营养价值很高，但是它毕竟是酒的一种，总会有一定的酒精含量。因此，不管葡萄酒有多大的功效，都不能过量饮用。否则，将会破坏人体的免疫机能，增加人体的患病机会。也听说过葡萄酒可以软化血管和预防糖尿病，但是还没有听过可以预防老年痴呆。

254. 多吃鱼能预防痴呆吗

答：近年来研究发现，多吃鱼可以预防老年痴呆。鱼体内含有DHA（二十二碳六烯酸）和EPA（二十碳五烯酸）两种不饱和脂肪酸。这些物质是脑细胞和细胞网络的主要组成部分，它们能调节体内脂肪代谢，抗血小板凝集，改善大脑机能，提高记忆力和思维能力，清除体内自由基，有助于脑脂质保持年轻状态，延缓和减轻动脉硬化的发生、发展，有效地防止血栓形成和中风等心脑血管性疾病。所以多吃富含DHA和EPA的鱼类、贝类，在一定程度上可预防脑血管性痴呆。

研究发现，健康老人血液中的不饱和脂肪酸远远高于痴呆患者，鱼类中富含不饱和脂肪酸，所以多吃鱼确实能预防痴呆。事实调查表明，美国人的肉类摄入比例是268∶46，日本人人均每年吃鱼70kg，是世界平均水平的五倍，日本的老年痴呆发病率比较低，当日本人移居美国，生活习惯改变后，痴呆发生率大大提高。由此推测，这可能跟饮食中鱼类的减少有关。

255. 痴呆患者需要根据四时调理饮食吗

答：对于痴呆的养生，我们建议根据一年的四个季节春、夏、秋、冬四时气候的变化来调整饮食。这是从中医理论出发的。《灵枢·邪客》云：“人与天地相应。”说明人体的生理活动与自然界的变化规律是相适应的。从养生角度而言，人体虽然有自我调节能力，但人们要掌握和了解自然变化规律，主动地采取养生措施以适应其变化，这样才能使各种生理活动与自然界的节律相应而协调有序，增强正气，保持健康，避免邪气入侵，从而预防疾病。《素问·四气调神大论》说：“春夏养阳，秋冬养阴，以从其根。”这里的“从其根”即为遵循四时的变化规律。进一步说，四季与人的生命活动是对立、统一的双方，人体必须适应四时气候的变化，才能维持正常生命活动，否则人体节律就会受到干扰，抗病能力和适应能力就会降低，即使不因感受外邪而致病，也会导致内脏的生理功能失调而产生病变。所以说就算是健康人也应该根据四时调理饮食，更何况是痴呆患者。

256. 痴呆患者在春季应如何调理饮食

答：春季要养阳。①根据《黄帝内经》“春夏补阳”的原则，应多吃温补阳气的食物。另一方面，由于肾阳为人体阳气之根，故在饮食上养阳，还应包括温养肾阳之意。葱、蒜、韭等都是养阳的佳品。②宜多食甜、少食酸。唐代名医孙思邈说：“春日宜省酸，增甘，以养脾气。”意思是当春天来临之时，人们要少吃点酸味的食品，多吃些甜味的饮食，这样做的好处是能补益人体的脾胃之气。中医学认为，五味入五脏，如酸味入肝、甘味入脾、咸味入肾等。故多吃酸味食品，会加强肝的功能，使本来就偏亢的肝气更旺，这样就能伤害脾胃之气。有鉴于此，在春天，人们要少吃些酸味的食物，以防肝气过于旺盛；而甜味的食品入脾，能补益脾气，故可多吃一点，如大枣、山药、锅巴等。③多食蔬菜。人们经过冬季之后，大多数会出现多种维生素、无机盐及微量元素摄取不足的情况，如春季常见人们发生口腔炎、口角炎、舌炎、夜盲症和某些皮肤病等，这些都是因为新鲜蔬菜吃得少而造成的营养失调所致。因此，随着春季的到来，各种新鲜蔬菜大量上市，人们一定要多吃点新鲜蔬菜，如菠菜、芥菜、莴笋、芹菜、油菜、香椿等。这里要说明一点，有的人在蔬菜少的春天，常常用多吃些水果的方法来代替蔬菜，这种做法不可取。因为尽管水果和蔬菜确有不少相似之处（如都含有较丰富的维生素、纤维素和有机盐等），但两者之间毕竟存在区别，故水果不能代替蔬菜。水果和蔬菜虽然都含有碳水化合物，但水果所含的多是葡萄糖、蔗糖和果糖等一类化学上称为单糖和双糖的碳水化合物，而蔬菜所含的碳水化合物则多是淀粉一类的多糖。当摄入前者，胃和小肠可以不加消化或稍加消化，便很快进入血液中，如果食用过多，则会使血液中的血糖急剧上升，进而刺激胰腺分泌大量的胰岛素，使人的精神不稳定，出现头昏脑涨、疲劳乏力等症状，而且葡萄糖、果糖大量进入肝脏后，很容易转化为脂肪，使人发胖；而后者多是淀粉，需要各种消化酶帮助消化溶解之后才能被逐渐吸收，因而可使体内血糖保持稳定，更有利于身体健康。

257. 痴呆患者在夏季应如何调理饮食

答：夏季饮食需要注意以下几方面：①重视夏天饮食调养是很重要的，一方面由于人在炎热的环境中工作时，体温调节、水盐代谢以及循环、消化、神经、内分泌和泌尿系统都发生了显著的变化，这些变化最终导致人体代谢增强，营养素消耗增加。另一方面因天热大量的出汗，常导致许多营养素从汗液流失。加上夏天人们的食欲减低和消化吸收不良，又限制了营养素的正常摄取。所有这些情况，都可能导致机体营养素代谢紊乱，甚至引起相应的营养缺乏症或其他疾病，故夏天的饮食调养是十分必要的。②注意补充营养素。一要补充足够的蛋白质，二要补充维生素，三要补充水和无机盐。多吃些能清热利湿的食物，如西瓜、苦瓜、桃子、草莓、西红柿、绿豆、黄瓜等，并巧用大蒜、姜、醋等调味品以增强食欲；健脾利湿的食物应在长夏时吃，如冬瓜、南瓜、苦菜、姜、莲藕、莲子、薏苡仁、山药等。③宜省苦增辛。夏季饮食调养，除了要着眼于清热消暑外。还要注意不要损伤了脾肺之气。《千金要方》说："夏七十二日，省苦增辛，以养肺气。"《养生论》也说："夏气热，宜食菽以寒之，不可热也。"意思是，夏天尽管天气热，但不可进食太多苦味的食物，要多吃点辛味食物，这样可避免心气偏亢（中医学认为苦味入心），有助于补益肺气（心属火，肺属金，火克金，心火不盛，则肺气平和）。此外，夏天一定要少吃热性的食物，如羊肉、狗肉等。④饮食忌贪生冷。夏季由于人体阳气在外，阴气内伏，胃液分泌相对减少，消化功能低下，故切忌因贪凉而暴食冷饮。讲究喝水的学问。一是饮水莫待口渴，不少人的生活习惯是以口渴与否来决定是否喝水，实际上这是不科学的。因为口渴表明人体水分已失去平衡，细胞开始脱水，故古人主张"不欲极渴而饮，饮不过多"，就是防止渴不择饮的科学方法。如果一旦出现大渴难耐的情况，应缓慢、少量、多次饮用，避免使身体受到伤害。二是睡前不宜多饮水，因为当处于睡眠状态时，人体只是维持基础代谢，各种代谢活动都进行得非常缓慢，不需要过多的水分；而且睡前饮水过多，会导致夜尿过多而不利于夜间休息。三是用餐时不宜喝水，因为进餐时饮水，会冲淡消化液，不利于食物的消化吸收，长期如此将对身体造成不利的影响。四是晨起喝水有助健康，因为早晨饮水可补充整夜所消耗的水分，降低血液浓度，促进血液循环，维持体液的正常水平。⑤注意饮食卫生。具体的措施有几点：一是要注意生吃瓜果时的消毒。二是要注意鲜肉、海鲜、蔬菜、鲜蛋、水果等食品的保鲜。三是不要忽略家庭案板的消毒。四是要适当多吃些大蒜。

258. 痴呆患者在秋季应如何调理饮食

答：秋季饮食调理养生：①多吃能滋阴润燥的食物。秋季，由于气候和环境干燥，故在饮食调养方面，首先要遵《黄帝内经》提出的“秋冬养阴”的原则，也就是说，要多吃些滋阴润燥的饮食，以防秋燥伤阴。②要“少辛增酸”。在秋天应该少吃一些如葱、姜、蒜、韭、椒、肉桂、蔻仁等辛味之品，而要多吃一些酸味的水果和蔬菜，例如苹果、石榴、葡萄、芒果、柚子、柠檬、山楂等。③提倡早晨喝粥。初秋时节，不少地方仍然是湿热交蒸，以致脾胃内虚，抵抗力下降，这时若能吃些温食，特别是喝些热药粥对身体很有好处。在秋季，目前较为推崇的粥有甘蔗粥、玉竹粥、沙参粥、生地粥、黄精粥等。

259. 痴呆患者在冬季应如何调理饮食

答：冬季饮食调理养生：①冬季饮食养生，要注意顺应自然、适寒热以维持人们的身心健康。冬季膳食的营养特点应该是：增加热量，保证充足的、与其曝寒和劳动强度相适应的热能；摄入足够的动物性食品和大豆，以保证优质蛋白质的供应；适当增加油脂，其中植物油最好达到一半以上，保证蔬菜、水果和奶类供给充足；无机盐类供应量，可保持常温下需要量。若能达到上述要求，人们则可抵抗冬季的寒冷，基本保证身体的健康。一般来说，冬季宜多食的食物有羊肉、狗肉、鹅肉、鸭肉、核桃、栗子、白薯、萝卜等。冬季吃火锅好，现在越来越多的人喜欢在冬天吃火锅，这样对身体是很有益的，因为这样能温补人体阳气。②冬季应少食咸，多食苦。道理是冬季为肾经旺盛之时，而肾主咸，心主苦，从祖国医学五行理论来说，咸胜苦，肾水克心火，若多吃咸味，就会使本来就偏亢的肾水更亢，从而使心阳的力量减弱，故此时应多食些苦味的食物，以助心阳，这样方能抗御过亢的肾水。③为了避免维生素缺乏，还应多吃些新鲜的蔬菜，如菠菜、油菜及绿豆芽等。此外，冬季饮食切忌黏腻、生冷食物，因为此类食物属阴，易使脾胃之阳受损。

总之，我们应该遵守“春夏养阳，秋冬养阴”的原则进行四季养生。

260. 音乐对痴呆患者有什么影响

答：音乐在防病治病中的作用是通过“声”的物理变化引起人的心理感受来实现的。音调旋律的变化是一种有规律的声波振动。这种物理能量传达到人体后，能引起人的组织细胞发生和谐的共振，对机体组织起到一种微妙的按摩作用。起伏变化的旋律可以提高大脑皮质细胞的兴奋性，有利于改善人的情绪，消除外界环境所造成的心理紧张，提高应激能力，从而使身心得到松弛和休息。这些对于防治老年性痴呆是十分有益的。结合中医五行生克理论，选择音乐，可达意想不到的疗效。

老年性痴呆患者如果有精神抑郁，宜选择节奏鲜明，活泼欢乐，情绪激昂的乐曲。音量适当的现代流行音乐、莫斯科舞曲，节奏鲜明强烈，速度较快，可给情绪消沉、抑郁的老年性痴呆患者以强烈的兴奋感，有利于激发情绪。

老年性痴呆患者如见神情狂躁，宜选用旋律优美，恬静悦耳，频率与节奏变化缓慢的古典乐曲，传统的民族民间乐曲和自然乐曲以及典雅的交响乐曲。

老年性痴呆患者如见情志悲伤，宜选用旋律流畅优美、节奏明快、情调欢乐一类的乐曲。

老年性痴呆患者情绪郁怒，出现焦虑、烦躁易怒、心悸心慌时，宜选择旋律清丽高雅、节奏缓慢、情调悠然、风格典雅娟秀一类的古典音乐。

261. 听音乐能改善痴呆患者的睡眠吗

答：阿尔茨海默病患者仍具有对音乐的感受能力，音乐可以使患者体验美的感觉，使他们回到现实中来，使心灵得到安慰。

音乐疗法在改善睡眠和调节人的情绪方面的作用不能忽视。自古以来，音乐都被作为镇静因子，作为缓解紧张和压力的一种方法，它能影响大脑中化学物质的释放，这种物质能够调节人的情绪，减少攻击性和抑郁，提高睡眠质量。有相关研究表明，音乐疗法可使早期痴呆汇总的行为问题、睡眠障碍得到改善。

音乐疗法是阿尔茨海默病患者心理治疗的一种有效方法，它的具体做法是：在患者吃饭时、睡觉前，患者遇到心情烦躁、苦闷时，选择一段患者喜欢的、轻松的音乐来欣赏。

262. 痴呆患者应如何睡眠养生

答：睡眠是保护大脑皮质细胞和恢复精力与体力不可缺少的中枢神经系统的主动抑制过程。合理的睡眠可以有效防治老年性痴呆的发生或提高老年性痴呆患者的生存质量。所以痴呆患者更应该提高睡眠质量，那该如何做呢？第一，早睡早起。早睡早起对预防和延缓老年性痴呆十分有利。早晨空气清新，环境安静，早早起床后到室外进行活动锻炼，可促进人体新陈代谢。并且清新的空气可使人头脑清醒，增强脑细胞活力和延缓脑老化。每个人每天的睡眠时间有所不同，一般随年龄的增长逐渐减少，老年人需要6～8小时睡眠。在我国，最适宜睡眠的时间是晚上9：00～10：00，最佳起床时间是清晨5：00～6：00。第二，睡前洗脚。我国民间歌谣云："春天洗脚，升阳固脱；夏天洗脚，暑湿可祛；秋天洗脚，肺润肠濡；冬天洗脚，丹田温灼。"俗话说："人保双脚，树保双根。"每天晚上入睡前坚持以温水浸洗双脚5分钟左右，可解除疲劳，疏通筋脉，调和气血，促进睡眠，达到益肾防衰的目的。如果用热水泡脚散寒，加之按摩疏通，如洗脚后有顺序地用手指按摩脚板心100次，则作用更加，对老年性痴呆的防治也有很大帮助。第三，保持安静，一是睡觉的环境要安静，室内温度要适中，光线要幽暗，空气要清新，声音宜单调；二是睡前情绪要平和，避免情绪激动。第四，睡眠姿势。睡眠时以右侧卧位为好，下肢弯曲呈弓状，使机体大多数肌肉保持松弛，养生学称为卧如弓。右侧卧位有利于心脏的活动和胃内食物排除，入睡后不自主地变换体位，可防止体下组织受压而影响血液循环。

263. 痴呆患者需要根据四时调理睡眠吗

答：答案是肯定的。既然我们养生需要根据天时来调理起居饮食，那对于睡眠来说根据四季来调理也是无可厚非的。诚如前面所说的，人是自然的一部分，人要与自然相融合就应该根据自然的变化来调节，人体有一定的调节能力，但是根据四季来调理睡眠就能达到事半功倍的效果。

春天，日照时间渐长，强度渐强，气温升高，蒸腾地气上升，万物苏荣。阴阳合于地表周围，生气在地表上下周围。所以春时养生则应以固守肝肾阴精为主，而不是养阳，否则阳更亢，阴更虚，变生诸证，失去阴平阳秘、阴生阳长等养生主旨。夏天，地面以上气温渐达最高，人体上焦的心肺之气也渐达最旺，但因肺主肃降，与上升之气相抵，所以夏天主要表现出的是心火的主导地位。心火本就易上亢，此时内外火气相合，壮火食气伤阴，特别容易耗损心之气阴，所以此时应早睡，正常起床，以固护心肾真阴。秋天，地面上气温渐低，秋风瑟瑟，落叶纷纷，万物从成熟到凋落，阳气渐降于地表。肺主肃降，此时肺当令，行令则耗阴，再加上外界有秋燥存在，所以应适当滋补肺阴，如服梨膏等。秋天不会过凉，所以对心阳不会消耗过分。冬天，地表温度渐低，而井水温度不低，说明阳气深入地下。人体阳气也潜入下焦肾，肾是人体先天之根本，肾阴肾阳是元阴元阳，是各脏腑阴阳的本源，肾中阴阳充足，则其他脏腑阴阳皆有化源。所以冬天是进补的最佳季节，是改善体质的最好时机，也为来年的春天升发打好基础。

264. 痴呆患者如何根据四时调理睡眠

答:《素问·四气调神大论》指出人应根据春生、夏长、秋收、冬藏的四季不同特点，适当调节个人生活起居。春季应“夜卧早起”，顺从生的特点，使体内阳气不断的生发。夏季应“夜卧早起”，但应较春季更早起床，顺从长的特点，使体内阳气不断地旺盛。而秋季应“早卧早起，与鸡俱兴”，顺从收的特点，回避肃杀的气候，避免使体内的阳气发散，但需防止收散太过。冬季应“早卧晚起，必待日光”，顺从藏的特点，因为冬令夜愈深则寒气愈重，早睡可以使人体阳气免受阴寒的侵扰；待日出再起床，就能避开夜里的寒气，以自然界的阳气助长机体的阳气，是人们防寒保温的基本措施，即便是取暖，也应注意不要让腠理过分开泄，以免潜藏的阳气外散。所以痴呆患者应该按如上所说调节生活起居。

265. 痴呆患者对居住环境有什么要求

答：安全宜居为主：居室要宽敞、整洁、设施简单、光线充足，室内无障碍如门槛等，以免绊倒患者。地面要防滑，床边有护栏，刀、剪、药品、杀虫剂等要收藏好，煤气、电源等开关要有安全装置，不要让患者随意打开。患者生活环境要固定，看护者不宜经常更换。家人要经常督促和协助患者搞好个人卫生。对于有异常行为的患者，应反复进行强化训练。如患者有随地大小便现象，家人就应掌握患者大小便规律，定时督促患者上厕所。训练患者有规律地生活，活动时间不宜过长，周围环境要相对清静。当患者有过高或不合理要求时，要劝阻或分散其注意力。如果患者做出令人尴尬的事情，只要言行不危害他人，就不要刻意纠正，最好的方法是用别的事情转移其注意力。

266. 痴呆患者的生活起居需注意什么

答：首先，老年痴呆患者起居应有规律，保证充足、高质量的睡眠，特别是精神兴奋型患者，更应注意。睡眠时衣着宜适中，室温宜偏凉。抑郁型患者大多喜卧多寐，应调整睡眠，白天多给一些刺激，鼓励患者做一些有益、有趣的手工活动及适当的体育锻炼。其次，调节膳食，少吃食盐，并开展适宜的体育活动，有助于防止动脉硬化。补充有益的矿物质微量元素。缺乏必需的微量元素，可引起血管病变，导致大脑供血不足而损害大脑。痴呆患者多有阴血不足，可给予清淡营养丰富的食物，如桂圆大枣汤、瘦肉、鸡蛋、鱼等。而对那些形体肥胖者，则宜给予清淡饮食，多食新鲜蔬菜、水果，如芹菜、豆芽、黄瓜、香蕉、橘子等。最后，培养多种兴趣，丰富晚年生活，如下棋、垂钓、绘画、书法、看报等活动。除整体性全身活动外，尽量多活动手指，可强化大脑的思维活动，加快脑血液循环及脑细胞的新陈代谢，防止动脉硬化。

267. 痴呆患者如何进行针灸保健

答：痴呆主要是与年迈体虚、情志所伤有关，亦与痰浊瘀血内生有密切关系。病位在脑，与肾、脾、心、肝密切相关；病性属虚实夹杂，以虚为本；基本病机是髓海不足，神机失用。针灸对于治疗痴呆有一定的疗效，更以早期治疗效果更好。现代研究表明：针灸对痴呆患者的记忆力、智能水平等方面有一定改善作用。治疗方面应以填精益髓，醒神开窍为法，选穴以督脉经穴为主，主穴取百会、印堂、四神聪、风池、太溪、悬钟、足三里。肝肾不足者，配合肝俞、太冲；痰浊上扰者，配丰隆、中脘、阴陵泉；瘀血内阻者，配内关、膈俞、三阴交。除了毫针补法外还有头针、耳针及穴位注射等方法。头针所选择顶中线、顶颞前斜线，常规治疗或用电针刺激，留针 40 分钟。耳针选皮质下、额、枕、颞、心、肝、肾、内分泌、神门，每次 3 ～ 4 穴，毫针轻刺，或用耳穴压丸法。穴位注射选风池、风府、肾俞、足三里、三阴交，用复方当归或丹参注射液，或用胞磷胆碱，每穴注入药物 0.5 ～ 1mL，隔日一次。这些治疗对痴呆有一定的治疗及预防作用，但在针灸的同时也要重视精神调摄、智能训练以及饮食的调护。

268. 痴呆患者如何自己进行按摩保健

答：中医的治疗原则是“治病必求其本”，主要讲究辨证思想，同时这也是中医推拿的主要原则。疾病病理变化过程中的主要矛盾和次要矛盾，主要矛盾是本；病变部位和症状表现部位，病变部位是本。具体的操作如下：第一，搓擦脑额，以掌心搓擦两眉上脑额十余次。第二，叩击头部、揉发根，先以双手十指轻叩击整个头部十余次，继之以十指稍用力揉擦整个发根十余次。第三，“梳头”、揉太阳、摩百会，太阳穴在两眼外旁两指处，百会穴位于头顶正中，分别各按摩十余次。两手十指从前发际到后发际，做“梳头”动作 12 次；然后两手拇指按在两侧太阳穴，其余四指顶住头顶，从上而下，由下而上做直线按摩 12 次；最后，两拇指在太阳穴，用较强的力量做旋转按动，先顺时针转，后逆时针转，各12次。第四，干擦脸，以两手掌根从眉眼开始向下稍用力地捋擦至下颌十余次。第五，站式，双脚分立与肩同宽。左肩上耸下落10次，然后左臂在体侧从前向后与从后向前各旋转10次。左臂弯曲，左右轻轻地抖动后向前向后甩动100次。左手握拳，在胸前向前屈伸10次。右手握住左腕，左手拇指及手腕正转及反转各10次。第六，坐式，用左手拇指点按左手食指指尖2次，中指1次，无名指3次，小指4次，然后反过来，点按无名指3次，中指1次，食指2次，反复16遍。坐在椅子上，左脚弯曲并提起，双手抱住左脚，尽量靠近胸部，然后放下，反复10次。用双手掌心从上向下，轻轻地拍打左脚内侧及外侧各10次。左脚搁在右腿上，左脚踝部正转、反转各10次。第七，卧式，仰卧于床上，不用枕头。左臂在体侧从前向后与从后向前各旋转10次。左脚向左侧及右侧斜上方各高举10次。左脚弯曲后伸直，反复10次。以上适合仍然能生活自理的痴呆患者。

269. 气功对痴呆患者有哪些作用

答：气功对痴呆患者有一定的预防及治疗作用：

（1）发挥练功人的意识能动性。主要体现在三个方面：①变被动为主动：历来的治疗方式基本上都是医生给患者进行检查、诊断和治疗，患者总是处于被动接受状态。气功疗法则是患者通过亲自练功，自己为自己治病，变被动为主动。②变外部为内部，变他养为自养：传统的医学重视的多是向外界寻求保健治疗的方法。例如不断合成新药代替旧药，研制新的疫苗去预防传染病，生产含有微量元素的食品等。这种只注重外部疗法的医学模式，忽视了人体自身内部条件的重要性。事实证明，人体内部存在着一种潜力很大的心理生理形态自调机制，认识、掌握和利用这一规律为人类自身的保健医疗服务，是气功锻炼发挥意识能动性的又一体现。③变物质为精神：以往的医疗多采用物理方法、化学方法、生物方法等，这些均属于物质治疗。而气功疗法要求练功人修身养性，强调自我精神调节，改善情绪，培养意志，塑造良好的性格，提高心理健康水平。

（2）做到呼吸、形体、心理锻炼的有机结合。呼吸、体势、意念三类锻炼方法，也称作练功的三要素，其中意念锻炼是统帅，起着决定性的主导作用。古人所说的全凭心意练功夫，就概括地表达了这个思想。意念的锻炼实质是一种心理锻炼，但不同于普通的心理疗法。体势的锻炼更重要的是对形体、体力的锻炼，即所谓的外练筋骨皮。气功锻炼有多种呼吸方法，主要是用来吸引注意力帮助入静的一种手段。练功时将心理、姿势、呼吸的锻炼有机地结合在一起，相辅相成，共同发挥作用。

（3）心身同练整体观。气功是一种自我心身锻炼方法，亦即精神与形体同练。也可陶冶性情，在一定程度上改变了人的性格。心身同练的另一层含义是气功锻炼的整体性。气功锻炼时所产生的效应对全身各系统组织、器官及心理同时都有调整作用，而不是只对一个内脏、一个系统起作用。

（4）调动和培育人体生理潜力。潜力属心理学范畴，心理学研究认为人的心理活动可以有效地影响机体的生理功能变化及潜力的调动。这种变化之剧烈，甚至可以引起人体的形态实质发生改变。这种心理生理形态反应环节正是我国传统养生气功具有疗效的重要机制。换句话说，我国传统气功的作用所在，在一定程度上恰恰就体现在对人体潜力的调动与培育上。研究掌握并利用这一规律，等于在中医宝库中挖掘和发展了一门更高一级层次的治疗理论与方法，也是对现代医学的一个补充。

270. 痴呆患者练习气功需注意什么

答：在进行气功锻炼时应注意练功要以不疲劳为度，有的功法是分阶段的，比如开始时做一个动作需重复十几次，慢慢就可增加到几十次，练功过程中略有疲劳，但练完后精神舒畅，这样也可以。千万不能硬撑着，也不能性急，像高血压患者在做捧气贯顶动作时，做快了，血压一下子降下来，反而出事了。练功要有个度，要根据每个人体质不同而不同，要自己慢慢适应，逐步掌握。另外老年人练功最好在清晨，要保持早睡早起的好习惯，晚上睡前也可以做些简单的导引，以利于提高睡眠的质量。还有，老年人在凌晨 3 到 5 时最好不要起床。现代医学证明，这个时间起床容易诱发脑溢血。尤其是有高血压的人，要更加慎重，睁开眼先定定神，然后搓搓脸，活动一下再起来。

271. 足浴对痴呆患者有好处吗

答：足底有许多穴位，它们与多个脏器有密切关系。如脾经通过太白穴向下行走至脾足穴，肝经通过太冲穴向下行走至肝足穴，肾经的涌泉穴与肾足穴重叠，胆经通过足临泣向下行走至胆足穴，膀胱经通过京门穴向下行走至膀胱足穴，胃经从冲阳穴向外下方发出一条分支至胃足穴。中药足浴就是利用合适的中药配方熬成中药水来足浴，其中的有效中药成分在热水的热力帮助下，渗透进皮肤，被足部毛细血管吸收，进入人体血液循环系统，从而达到改善体质、调理身体、治疗疾病的效果。临床上有一些用中药泡脚缓解老年痴呆症状的办法。

272. 如何对痴呆患者进行中药足浴

答：因为足底有很多反射区，通过热水或药液的刺激，加上活血通络、提神醒脑的中药，如刺五加、丹参、五味子等，能够在一定程度上增进血液循环，开窍醒脑。当然，这种方法是对患病初期、症状不严重的患者而言，而且需要长期坚持，同时不能忽略按时服用药物。需要注意的是，因为患者思维迟缓，家属对水温的控制要格外留心，用对温度较为敏感的胳膊肘试试水温，以感觉适合为宜。此外，铝的过量摄入与老年性痴呆的发生关系密切，有实验证明，铝在大脑中可促使大脑萎缩和神经元纤维变性，因此应尽量不用铝制品，以防铝摄入过多。

推荐可用以下方法：方法一，制首乌 35g，夜交藤、熟地黄各 30g，刺五加 25g，将上述药加清水 2000mL，煎水至 1500mL，去渣取汁，先熏蒸，待温度适宜时泡洗双脚，每晚临睡前泡洗 1 次，每次 40 分钟，20 天为 1 个疗程。方法二，黑豆 100g，枸杞子 20g，小大枣 20 枚，将上述药加清水适量，煎煮 30 分钟，去渣取汁，与 2000mL 开水一起倒入盆中，先熏蒸，待温度适宜时泡洗双脚，每天 1 次，每次 40 分钟，10 天为 1 个疗程。

扫码听书

（二）西医调护

273. 如何让大脑“老当益壮”

答：随着年龄增加，身体可以通过锻炼减缓衰老，大脑如何才能减缓衰老呢？我们可以参考以下做法：①勤动脑，多思考。经常思考的人随着年龄的增长，记忆力依然不错。有的平时不常动脑的人，才步入中年便出现思维迟钝，记忆力减退。②起居有规律，注意休息，保证睡眠质量。③多吃益脑食物。可常吃富含胆碱、维生素 B_{12}、抗氧化的食物，如蛋类、坚果、鱼类、粗粮、海带、萝卜等。在注意饮食的同时，戒烟戒酒。神经细胞活动和记忆需要足够的蛋白质、能量、卵磷脂、胆碱、维生素、钾、钠、磷及微量元素，所以应注意营养要素的补充。④保持心情开朗。良好的心态是保持神经系统的健康，是防止早衰、防止大脑功能减退的重要因素。⑤培养爱好，养成体育锻炼的习惯。老年人在选择体育锻炼时应注意适度原则，避免剧烈的体育项目，可尝试散步、打太极拳、做保健操等。老人退休后往往对改变的环境一时难以适应，进行适当的运动亦可以调节情绪。

274. 痴呆病情轻症与重症的预后如何

答：老年痴呆病情有轻重之分，轻度老年痴呆的主要表现以记忆力下降为主，行动能力下降不明显，如丢三落四，忘掉近期认识的人的名字，记不起刚看过、吃过的东西等，日常生活一般问题不大，性格没有明显的改变。当患者病情发展到了重度痴呆时，记忆力进一步下降，开始出现忘记亲友姓名，甚至不记得自己名字的情况；语言表达能力退化，性格明显变化，变得暴躁或者郁郁寡欢；活动逐渐减少，行动能力丧失。痴呆病情尚轻时应及早干预，积极康复以及用药治疗，延缓疾病发展。而痴呆重症患者由于生活不能自理，行动能力障碍，应注意陪护，减少各种并发症的发生。痴呆发展到后期出现行动力丧失，只能卧床，则可能因为肺部感染、褥疮、尿路感染等一系列并发症而最终死亡。

275. 老年痴呆患者的护理原则是什么

答：在现代护理方面，对老年痴呆的护理要注意以下几个原则：

（1）痴呆患者的各个方面的功能都在下降，使患者容易产生不安和抑郁，护理痴呆患者的态度应特别注意亲切、耐心，使患者安心和有安全感。

（2）注意患者营养和督促患者多料理自己的生活，参加社会活动，以增强患者和周围环境的联系，减缓患者精神衰退。

（3）老人一般动作缓慢，痴呆患者更慢甚至迟钝，护理者多注意老人的节奏，不能着急，更不能勉强患者做力所不能及的事情，反而使患者压力加重，影响病情。

（4）预防事故，由于痴呆患者的认知功能减退，定向力差，不能正确判断周围环境，活动范围也减少，不能正确表达自己的意见，所以护理者要细心观察，认真照顾，预防事故发生。

（5）不要做伤害痴呆患者自尊心的事情，虽然痴呆患者各个方面的功能在减退，但意识还在，且保有一定的自尊心和能力。鼓励和赞赏是护理痴呆患者的必备原则。

（6）不要让患者单独外出，以免发生迷路或丢失现象。

（7）晚期痴呆卧床患者，要注意预防褥疮和并发症的发生。

（8）患者出现躁狂、吵闹、行为紊乱等症状时，要对症下药，宜多选中药，避免不良反应。

276. 血管性痴呆的预后如何

答：脑血管性痴呆的病情多呈波动性进展，其预后取决于脑血管病的病情及治疗情况。如脑血管病控制良好即可延缓甚至部分逆转痴呆的进程，这部分患者的预后相对较好。但脑血管性痴呆一旦发生即表明已有大量的神经细胞坏死，而神经细胞的坏死是不可逆转的，脑血管性痴呆亦是不能完全治愈的，且脑血管病还可反复发作，如果脑血管事件的危险因素不能得到很好控制，血管性痴呆的症状会随着脑血管病的加重逐渐加重，患者最终多死于急性脑血管病发作或其他严重并发症。

277. 痴呆病会时好时坏吗

答：阿尔茨海默病引起的痴呆症状一般呈进行性发展，但在疾病逐渐发展的过程中，可能会因为患者心情舒畅或者身体状况好而出现一时的症状缓解，如记忆力暂时好转等，但总体呈逐渐加重，病情的波动并不明显。而血管性痴呆病程特点就是具有波动性，病情时轻时重，患者常出现相对的缓解期间，表现为病情时好时坏，但总体呈现一种阶梯性进展的趋势。血管性痴呆经相应治疗后一般可以出现明显的缓解或者停顿不发展阶段。因此，血管性痴呆的患者需要按时服药，防止痴呆加重。痴呆病目前暂无理想的“特效药”，因此任何措施都只能达到延缓病程进展、减少功能退化的目的。

278. 痴呆症状可以自我控制吗

答：痴呆的早期症状主要以记忆力、计算力、理解力等高级智能的下降为主，疾病发展至晚期则表现为患者的行动能力、日常生活能力的下降。这些症状是随着病情的发展而逐渐加重的，不能自我控制。但是，可以通过使用药物、康复、护理等治疗措施以延缓疾病的发展。同时平时生活习惯的改善也能避免病情的进一步加重，如忌酒、戒烟；低盐低脂健康饮食的同时，摄取必要的营养物质，如蛋白质、无机盐类、氨基酸及多种维生素；生活中保持心情愉快，多跟别人交流，进行散步等缓和的运动。将服药治疗与防止疾病快速发展相结合，达到阻止恶化，缓解症状的目的。

279. 如何进行认知功能评价

答：认知功能包括语言功能、学习与理解、记忆、计算等一系列高级神经功能，可依据以下几项能力进行评价：①语言能力。可选 10 个常用的词语，写在准备好的卡片上，测试时将 10 个词每次拿一张卡片，要求患者朗读，然后自己组织语言说出这个词语的意思，或者准备一段短文，让患者自己朗读一遍（根据患者的知识水平选取短文），然后让患者用自己的语言说出短文的大概内容。②词语流畅性测验。测试要求被试者在1分钟内尽可能多的说出物品名称，如手机、毛衣、面包等，以正确说出的物品名称的个数计分。继续要求被试者分别在1分钟内列举水果和蔬菜名称，3次得分和为总分，分数越高说明词语能力越好。③记忆力，指获取新知识的能力以及在需要的时候再现知识的能力。记忆力的测试可以分为瞬时记忆、临时记忆、长时记忆等。瞬时记忆测试：可以读一些数字，从短到长，看看患者能不能记起并说出来。临时记忆测试：可以读一些单词，过几分钟后让患者回忆并说出来，看看临时的记忆能力。长时记忆测试：可以通过让患者说出亲人的生日、自己的生日、结婚时间等事情来评价。

280. 如何进行记忆功能评价

答：可以用韦氏记忆量表进行评价。韦氏记忆量表（Wechsler Memory Scale，WMS），该测验包括长时记忆：经历、定向、计数1～100（顺背）、100～1（倒背）、累加；短时记忆：记图、再认、再生、联想、触摸、理解；瞬间记忆：背数。将所得粗分换算成量表分、记忆商数（memory quotient，MQ），然后将记忆水平按MQ进行等级划分。记忆水平MQ的划分：正常水平90以上、低于正常80～89、临界70～79、轻度损害50～69、中度损害35～49、重度损害34以下。

281. 如何进行痴呆患者日常生活功能评价

答：可以通过日常生活能力量表（ADL）来进行客观评价，ADL 共有 14 项，包括两部分内容。一是躯体生活自理量表，共 6 项：上厕所、进食、穿衣、梳洗、行走和洗澡；二是工具性日常生活能力量表，共 8 项：打电话、购物、备餐、做家务、洗衣、使用交通工具、服药和自理经济。评定时按表格逐项询问，如被试者因故不能回答或不能正确回答（如痴呆或失语），则可根据家属、护理人员等知情人的观察评定。评定结果可按总分、分量表分和单项分进行分析。总分量低 16 分，为完全正常，大于 16 分有不同程度的功能下降，最高 64 分。单项分 1 分为正常，2 ～ 4 分为功能下降。凡有 2 项或 2 项以上 ≥ 3，或总分 ≥ 22，为功能有明显障碍。评价时注意，有条件的话尽量在有专业知识的康复师指导下进行，尽量避免主观性。若患者自己不能对答，则可由平时照顾患者的亲人或者护理人员来进行。

282. 如何进行痴呆患者生活质量评价

答：可以用生活质量评定量表（MOS-SF36）来进行客观评价，这是一个针对患者生活质量进行评价的量表，包括患者自身的健康状况、活动能力、心理状态等方面进行评价。

283. 患上痴呆还能工作吗

答：痴呆病的主要表现为认知功能下降、精神症状、行为障碍、日常生活能力的逐渐下降。根据认知能力和身体机能的恶化程度分成三个时期，其工作能力也不一样。

（1）轻度痴呆期：主要表现为记忆力减退，遗忘最近发生的事情；判断能力下降，患者不能对事件进行正确的分析、思考、判断，难以处理复杂的问题；日常生活能力下降，许多患病以前能独立完成的事情出现完成困难；接受能力下降，尽管仍能从事一些已熟悉的日常工作，但对新的事物却表现出茫然难解；性格发生改变，情感淡漠或性情暴躁，常有多疑；时间定向障碍，表现为对所处地理位置定向困难，对复杂结构的视空间能力降低；言语词汇少，命名困难。此时还勉强能进行相对简单的工作。

（2）中度痴呆期：此时患者表现为远近记忆严重受损，开始出现忘记亲友，甚至不记得自己是谁的情况；时间、地点定向障碍，简单结构的视空间能力下降，常常分不清场合，也不知道自己身处什么地方；计算力下降，在处理问题、辨别事物的相似点和差异点方面有严重损害；大部分日常活动不能自理，穿衣、个人卫生以及保持个人仪表方面需要帮助；同时还会出现各种神经症状。此时患者已需要家人的陪护才能完成日常活动，已不适合进行工作。

（3）重度痴呆期：此时患者已经完全依赖照护者，严重记忆力丧失，仅存片段的记忆；日常生活已不能自理。

284. 痴呆患者如何养成合理的生活习惯

答：合理的生活习惯包括多个方面，包括：①饮食习惯。健康的饮食习惯可以延缓老年痴呆的发展。健康的饮食习惯包括三餐规律及合理的食谱，多吃五谷杂粮以及蛋类等富含胆碱的食物，这些食物可以起到延缓痴呆症状的作用。②锻炼身体。生命在于运动，适当适度的身体锻炼可以改善血液循环，延缓大脑退变。③保证充足睡眠。高质量的睡眠可有效保护大脑，若大脑得不到充分的休息，可加速记忆力下降及认知功能的衰退。④戒除不良生活嗜好，最重要的就是戒烟戒酒。吸烟会对全身血管造成损害，加速血管的老化，增加脑血管病的风险。另外，长时间过量饮酒会造成中枢神经的迟钝，加快痴呆病的发展。⑤常动脑，多思考。在日常生活中，可多看书看报，并努力记住每天新发生的事情或看到的新知识，适当的动脑游戏，如猜字谜等，亦可以作为日常生活中的康复项目。⑥保持乐观心态，多和家人、朋友交流，乐观开朗的心境能减少患者猜疑、怪癖等性格上的改变。

285. 痴呆患者的生活环境应注意什么

答：痴呆患者的判断力和记忆力下降，对许多物品不能作出正确的判断，因此，家里有痴呆患者时，安全问题是首先要考虑的。对于那些锋利、尖锐的东西，如剪刀、水果刀等，应收好放好；对于清洁剂、洗衣粉等日常化工用品及容易堵塞气管的如果冻及带壳坚果之类的东西，不应放在患者容易获取的地方，以防误食误吸；避免让患者单独外出，以免患者迷路走失，在患者的衣袋中应放一张写有患者详细家庭地址和电话的联系卡，以避免患者走失后无法联系到家人。但是，痴呆患者学习和接受新事物的能力很差，生活环境包括物品摆放的改变会使患者不知所措。因此在进行这些改变时应遵循循序渐进的原则，尽量使生活中的变化慢一些、小一些，并在变化发生后，反复训练教导患者去适应新环境。

286. 陪护痴呆患者时需要注意什么

答：陪护痴呆患者时陪护人员尤其应该注意以下几个方面：①应加强看护，对痴呆病情重者做到24小时有人陪伴，对轻者在其活动最多的时间里加强看护。避免患者单独外出，应让患者随身带有一张写有患者和家属姓名、家庭住址、联系电话以及患者所患疾病的安全卡，以防意外。②保持患者个人卫生清洁，重症患者有时会出现随地大小便现象，陪护人员就应掌握患者大小便规律，定时督促患者上厕所。卧床患者要做好口腔以及会阴部、皮肤的清洁护理，定时翻身、拍背。有条件的家庭可以给卧床患者进行一下肢体关节的被动活动，以保持肢体的正常功能，防止关节畸形和肌肉萎缩。③对于有异常行为的患者，陪护人员应耐心的对其反复进行强化训练，训练患者有规律地生活。④当患者有过高或不合理要求时，对其要耐心劝阻或采取分散其注意力的方法，不应呵斥、嘲笑患者病态，伤及患者自尊。⑤陪护痴呆患者需要极大的耐心，陪护应以延缓病情发展为主要目的，是一项需要长期坚持的工作。

287. 如何与痴呆患者沟通

答：与痴呆患者沟通包括语言和非语言两种方式，通过适当的沟通方法，使患有痴呆的老人感受到家人及外界对他的支持，从而减少无助或挫败感，以下是有关沟通的技巧。言语沟通的要诀：①留意周围的环境。嘈杂的环境会妨碍信息交流。②如发现老人的听觉或视觉有障碍时，应先带其找专科医生做详细检查。③首先向老人做自我介绍。④以老人惯用的名字称呼他，但须征得本人同意。⑤谈话时采用简短及易懂字句，说话时速度适中、咬字清楚及语调平和，尽可能用他熟悉的方言。⑥尝试以当日发生的事情、人物、地点、天气等作为谈话的开始。⑦选择老人熟悉的话题，保持对话流畅。⑧向老人发问之题目，可附带一些选择。例如："您是在北京还是在上海出生的？"⑨给予老人充裕时间思考问题。老人回答时，给予实时鼓励，如微笑、口头赞赏等。⑩应耐心地聆听老人说话。⑪ 尝试弄懂老人一些语意不清的语句。⑫ 当对方找不到适当用语或应对出现困难时，不宜马上纠正，以免令对方难堪，可提示或转换话题。例如："您刚刚提及曾经去过……"可让老人填补未完成的句子。⑬ 语言应生动、有趣，可以带有幽默感。言语沟通时应避免：①以命令方式与老人讲话。②当与老人意见不同时，与老人争论。③与老人谈话时采用较大声调，令其感到被"呼喝"。④在老人面前谈论或嘲讽对方或他人的错失。⑤用代名词如"他"或"它"去代表某些人物或物品的名称。

288. 与痴呆患者交谈时需要注意什么

答：由于老年痴呆患者存在不同程度的智力障碍，所以和痴呆患者的交谈使人感觉比较困难，也是一种艺术。与痴呆患者进行交流应注意以下几个问题：

（1）了解患者感知觉方面的功能状况，针对不同情况采取不同的方法。如有一些痴呆患者听觉不好，接受外部的语言信息反应迟钝，经常答非所问，易使人对其智力损害的程度估计夸大。与这样患者谈话声音大些，离患者距离不要太远，语速要放慢一点。患者在日常生活中也经常听错话造成误会，产生情绪方面的偏激反应，家属和护理人员不要轻率地认为这是脑子有病，正确的方法是弄清原因，耐心解答。

（2）对于有言语障碍的痴呆患者，不能因为患者说话表达不清而打断患者的说话，甚至嘲笑、讥讽、责难，这会伤害患者的自尊心，丧失与他人交流的信心。应该耐心听患者讲诉，目光要朝着患者方向，不要漫不经心。对于患者说话要多多鼓励，为患者创造独立的说话机会和适宜的语言环境，以激发患者语言交流的欲望和积极性。

（3）与痴呆患者谈话要通俗，语句要简短，话题尽量选患者熟悉和感兴趣的内容。说话时可以配合手势和面部表情，以便于患者理解。

（4）与痴呆患者交谈语速不宜太快，要给患者留有较多的反馈时间，同一句话在患者不清楚的情况下可以重复说几次。

（5）谈话气氛要轻松、愉快，时间不宜过长，避免患者感到疲劳、厌倦。在患者不愿意交谈时，不能过分勉强，待其情绪好转时再找机会。

289. 对痴呆患者在生活上完全包揽是否正确

答：不正确。当家中有痴呆患者时，应当一定程度上帮助患者料理个人生活，但必须强调，这并不意味着事事都去帮患者做，而是应当对患者的行动进行督促和指导，其目的既是为了满足患者生活上的需求，同时还能训练患者的生活自理能力，以延缓智能衰退和疾病的进展。例如洗脸、吃饭、上厕所等简单的基本生活活动，应尽量让患者自己进行，并要求其养成良好的生活习惯，如按时起床、用餐、休息。患者可在陪护者的监护和协助下进行简单的家务活，这可以使患者的思维能力得到训练。有些家庭为了图省事，一手包揽痴呆患者所有的活动，这样反而会加速痴呆的发展。对于患者在生活活动中遇到的不会做的事情，要耐心指导，并且在过程中与患者进行交流，这样患者的言语、思维等能力同样能得到训练。

290. 怎么避免痴呆患者“伤自尊”

答：痴呆患者由于疾病的发展过程中出现的智力下降，记忆力下降和生活活动能力的逐渐丧失，有时会出现一些“怪异”的行为，许多家属容易对患者失去耐心，因此会出现指责、呵斥以及嘲笑患者的行为，这会让患者觉得“伤了自尊”。如果患者做出了令人尴尬的事情，只要言行不危害他人，其实不需要刻意的纠正，可采用转移其注意力的方法。同时应注意不要让周围其他人嘲笑患者的病态，更不可指责、呵斥患者，应经常用真诚的关爱的话语给予关心和爱护，经常与患者沟通以避免情绪低落加重病情。在维护患者自尊心的同时，适当鼓励痴呆患者去做一些日常生活中力所能及的事情，给予必要的帮助，使患者能从完成某一件事中获得成就感。但应注意，痴呆患者即使在做熟悉和简单的事时，也可能遇到困难，因而产生挫败感，进而退缩回避，并最终丧失活动能力，要避免这种情况发生，家人应给予其适当鼓励和帮助。

291. 老人出现记忆力下降怎么办

答：首先我们要明白痴呆患者出现记忆力下降是其一种临床表现，其他表现还有语言、视空间、情感或人格以及认知（计算、概括能力与判断力）的障碍。记忆力障碍常为痴呆的首发症状，早期以近记忆力损害明显，随病情进展远记忆力也受损，表现为对刚发生的事情、刚说过的话不能记忆，忘记熟悉的人名，而对久远的事记忆清楚。针对这些症状的出现，我们首先应该是到正规医院就诊，明确诊断痴呆以及诊断痴呆的类型。其次就是应该规范用药物控制，改善认知功能的药物有多奈哌齐、石杉碱甲等西药，以及使用神经保护药物。还有就是采用中医的辨证论治，用相应的汤药及中成药进行治疗，配合以上所说的中医养生在日常生活中调理的应用。再次就是进行康复治疗及参与社会活动，鼓励患者尽量参加各种社会活动。最后就是家人对痴呆患者的沟通以及照料。

292. 食物会导致老人出现反应迟钝吗

答：老人出现反应迟钝，这是痴呆的一个临床表现，除了要规范治疗痴呆以外，还要注意不要食用容易导致反应迟钝的食物。例如过咸食物：人体对食盐的生理需要极低，成人每天 7g 以下，儿童每天 4g 以下就足够了。常吃过咸食物会损伤动脉血管，影响脑组织的血液供应，使脑细胞长期处于缺血、缺氧状态下，从而导致记忆力下降、大脑过早老化。含铅食物：铅能取代其他矿物质铁、钙、锌在神经系统中的活动地位，因此是脑细胞的一大“杀手”。含铅食物主要是爆米花、松花蛋等。需要注意的是，“无铅松花蛋”的铅含量并不等于零，只是低于相应的国家标准，同样不宜大量食用。含铝食物：世界卫生组织指出，人体每天铝的摄入量不应超过60mg，油条中的明矾是含铝的无机物，如果一天吃50～100g油条，便会超过这个量。含过氧脂质的食物：油温在200℃以上的煎炸类食品及长时间曝晒于阳光下的食物，如熏鱼、烧鸭、烧鹅等含有较多过氧脂质，它们会在体内积聚，使某些代谢酶系统遭受损伤，促使大脑早衰或痴呆。含糖精、味精较多的食物：糖精摄入过多会损害大脑细胞组织。

293. 痴呆患者出现心境障碍疾病会有哪些表现

答：痴呆患者发生心境障碍疾病是非常常见的，通常表现为提心吊胆、疑心重、情绪低落等精神症状。平时思维迟缓，缺乏主动性，常常担心自己患有各种疾病，出现疑心和妄想，情绪不稳定，容易激动，常因为一些小事流泪、发脾气或者欣喜忘形，严重者甚至产生自杀念头。除了情绪焦虑或者抑郁之外，还可伴有各种躯体感觉异常，如胸闷、气短、气紧、失眠、头痛、头晕、免疫力下降、恶心、腹胀腹泻、食欲下降、小便次数增多、尿急等各个系统症状；有的患者则自感身体状态很差，常常自觉发冷、发热等诸多异常的不适。

294. 痴呆患者出现焦虑需要治疗吗

答：痴呆患者在发病的各个阶段均可以出现情绪变化，有时患者会因为一些小事无法完成而产生挫败感，或因为亲人对自己无意间的一句责备的话而感觉“伤自尊”，这些都可能会导致患者焦虑状态的发生，出现情绪波动，常常为小事焦躁不安、害怕恐惧等。出现这些心理上的症状时，需要尽早治疗，因为长时间焦虑，会导致患者对周围环境的感知和认识变得模糊，使智力减退进一步恶化；有的过度专注于自己健康状态的患者，则会担心各种疾病的发生，思想负担过重，会使得痴呆病的症状进一步加重。再者，焦虑的状态会使患者消极对待治疗和康复训练，对用药和治疗产生怀疑，使得治疗、康复训练的总体效果下降，甚至出现抗拒治疗，最终使病情进一步加重。因此，在患者出现焦虑状态时要及时疏导，陪护人员应给予充分的关怀、照顾，或者必要时应针对焦虑的症状予以用药处理。

295. 痴呆患者出现抑郁需要治疗吗

答：痴呆患者常常会出现抑郁，表现为情绪低落、郁郁寡欢、精神疲乏等精神症状，若不予以重视，任由其发展，可能最终导致患者自封自闭，与社会脱节，甚至人格发生变化。因此，发生抑郁的痴呆患者也是必须要治疗的。有时患者会因为一些小事无法自己完成而出现情绪低落，或者一些要求无法得到满足时出现郁郁寡欢，当出现这些心理状态的时候，需要尽早对患者进行关怀和开导。因为长时间抑郁，会导致患者自我封闭；当患者拒绝与人沟通之后，渐渐与周围人脱节，会进一步加重思维、语言能力的退化；再者，消极的心态会使患者对用药和治疗产生怀疑，使得治疗、康复训练的总体效果下降，甚至出现抗拒治疗，最终使病情进一步加重。因此，在患者出现抑郁状态时要及时疏导，陪护人员应给予充分的关怀、照顾，或者必要时应针对焦虑的症状予以用药处理。

296. 如何发现老人有精神症状

答：以下是痴呆老人常见的心理情绪变化，当出现以下情况，需留意观察：①思维破裂。患者思考问题时没有中心，第1个念头和第2个念头之间缺乏任何联系，讲话时前言不搭后语，颠三倒四，有头无尾，缺乏条理。医生完全无法与思维破裂的患者进行语言交流和进行医疗检查。②情感障碍。对亲人疏远、冷淡，甚至敌对。对一切事物表现冷淡，漠不关心，整天闷坐，胡思乱想。情感障碍明显的患者完全失去自我管理的能力，严重影响进食、睡眠和休息，对患者自身的健康造成严重的危害。③幻觉妄想。幻觉中以幻听为多，患者听到空中或房上有人对他讲话，或听到一些人议论他。患者的行为常常受到幻觉的影响，甚至服从幻觉的指令，做出一些危险动作。幻觉妄想可导致突发行为改变，会突然出现自杀、自伤、冲动、出走、无自知力等精神症状。

如果你身边的老年人出现了以上精神症状，那么请给予他多一些关注和关心，因为人到老年会有很多的问题出现，一旦得了精神病，很容易造成严重的后果。对老年人进行有计划的健康教育是解决老年人精神卫生问题的有效手段，让他们懂得一些维护身心健康的知识，增强自我保健意识，提高自我防范能力，主动解除心理压力，转变不良情绪，就能预防和减少老年性身心疾病的发生。

297. 痴呆患者出现幻觉怎么办

答：痴呆患者常常会出现幻觉，以幻听最为多见，表现为患者往往听到有人讲话，其内容多数是批评、谴责、辱骂、讥讽、威胁或命令，对患者的情绪造成了极大的影响。作为陪护人员，为了防止患者在幻觉的支配下出现意外，可采取必要的安全措施。在日常生活中给患者提供良好的生活环境，避免嘈杂、噪声等不良刺激；平时应注意加强与患者的沟通，让患者向家人宣泄自己焦虑、恐惧不安或其他不舒适的各种感觉和负面情绪，减轻幻觉对患者情绪的影响。同时，患者多与真实的人和环境接触，既可以帮助患者分析和认识疾病，还能证实患者的幻觉体验与现实是不符的。若患者的幻觉症状持续不解，可以寻求心理医生的帮助或在专科医生的指导下服用一些抗精神病药物。对于痴呆患者的陪护应该以调节情绪，缓解症状为主，当患者执意相信幻觉时，在不会造成恶劣影响的情况下，可不必过多否定患者，也不需要违心地承认患者的幻觉是事实，更不可讥笑患者，可尝试鼓励患者通过参加有趣的文体活动而转移患者的注意力。

298. 痴呆患者出现被害妄想怎么办

答：到了痴呆晚期，可发生一系列精神症状，有的患者甚至会整天提心吊胆，觉得有人要加害他，出现被害妄想。患者出现被害妄想时，要先考虑心理医师的心理干预和精神科医生的药物治疗。治疗妄想症主要依靠药物，治疗方案根据患者病情制订，遵循医师的指导进行用药。日常生活中要注重心理疏导，多与患者沟通以减轻患者的紧张情绪，此外，要避免给予患者过度的压力，因为在压力过大的情境下常会影响妄想强度，加重病情。

299. 痴呆患者找不到回家的路怎么办

答：痴呆患者找不到回家的路，这是痴呆的一个重要临床表现，也是我们临床上所说的视空间障碍。患者常在外出后找不到回家的路，首先是记忆力减退，不记得回家的路，也不记得家在哪里，其次因为认知功能下降、定位能力下降，患者也不知道该如何求助，要引起重视。这时应该及时就诊明确痴呆诊断，给予药物干预。另外家里人该小心看护，给痴呆患者随身携带家庭地址及电话做成的卡片数张挂于胸前或放于随身口袋，一方面可以帮助患者本人回忆，另一方面可以让路人与其家人联系，以防走失。还可以在患者的随身用品如手表、手环、项链中装入卫星定位系统，以利于走失后家人寻找。

300. 痴呆患者捡废品怎么办

答：第一，患者家属应了解这是痴呆的一种症状，而不是患者有心之举。所以不应该耻笑更甚呵斥或指责，使患者感到无所适从，进而加重患者的心理负担，加重病情。第二，要反复耐心地引导患者，进行行为纠正。告诉患者哪些是好东西，哪些是废品，经常和患者一起出去散步，反复告诉患者哪些是垃圾，制止患者捡拾路边的脏物。第三，开展一些有益于患者的文体活动，转移患者的兴趣，如养花、画画、听音乐等。第四，经说服、引导，大部分患者能改正此行为，少数仍然捡拾脏物的患者，最好不要让患者单独外出，可为患者专门准备一个容器丢废品，定期清除，消毒。第五，这种患者要特别注意其个人卫生，督促患者吃饭前洗手，发现肠道、皮肤感染时，及时用药。

301. 痴呆患者睡眠差怎么办

答：痴呆患者在深夜经常会有坐卧不安，找食物吃，看电视等行为而不能安静入睡。这种情况经常是照料者最棘手的问题，必须优先协助处理。我们应该尽量避免让患者在白天长时间睡觉休息，作息应该有规律。另外让患者在白天能够多到户外活动，使其白天有较多的活动量。其次尝试维持一个舒适的睡眠环境使患者容易入睡。中医方面，中医学认为失眠一症是因阴阳不交、阳不入阴所致，常见病因有情志所伤、劳逸失度、久病体虚、饮食不节引起的。对于失眠患者，除了寻求医生帮助外，如果能注意自己的饮食结构，也能较好地改善睡眠状况。失眠者应以清淡滋补类饮食为宜，进食富含蛋白质、维生素和矿物质的食物，保证获得足够的营养。可食用新鲜蔬菜瓜果（白菜、番茄、土豆、芋头、黄瓜、菜花、苹果等）、优质高蛋白（如豆制品、鸡蛋、瘦肉等）食品。晚餐以清淡、易消化的食物为佳，不宜吃得过饱。睡前 1 小时食用药膳，食后稍稍休息，排除杂念再就寝。

302. 痴呆患者说话重复怎么办

答：痴呆患者出现言语重复，首先我们要了解是否是有新出现的神经系统疾病，此时我们应该明确是否有新发病灶，例如脑血管病，因为老年患者血管条件差，容易出现脑血管意外，特别是突然出现的并伴有偏瘫应更为注意，有必要医院就诊。若排除新发病灶，考虑是痴呆的一个临床症状，针对言语重复这个症状治疗上应该与痴呆治疗相同，另外是应该多与患者沟通，了解患者的心理需求，注意是否有精神症状的出现，有些严重者甚至出现抑郁倾向，那是需要治疗的。

303. 痴呆患者烦躁不安怎么办

答：有些痴呆老人经常表现出烦躁焦虑、坐立不安、担心害怕、不敢独处等现象，这通常与对周围环境不熟悉、幻觉妄想有关系。对这种情况，陪护的人要主动关心老人，耐心听他讲他担心的事和他的感想，不做过多评价和讲道理，不要试图与其争辩。引导他做一些感兴趣和力所能及的事，转移其不良的情绪，包括购物、散步、参与社区活动，和其他老人交流，甚至成为朋友，建立每日活动计划，完成某个目标，尽量减少其焦虑不安。

304. 如何解决痴呆患者“藏东西”

答：家属和护理人员对痴呆患者这一行为要理解，要认识这是疾病的正常情况，一味地说服和制止患者只会增加其不安和困惑。不要与患者争辩和试图说服患者。家属和护理人员可以将家里贵重物品放好，平日细心观察患者藏东西的地方，帮助患者寻找时，可以提示患者，但是最好让患者自己把东西找出来。储藏的无用的东西不要当着患者的面丢掉，因为这样会激惹患者。如果要清理，请在患者不注意的时候清理。

305. 如何让痴呆患者情绪稳定

答：痴呆患者情绪易波动，喜怒无常，可因一些小事而号啕大哭，或者高兴得手舞足蹈，表现出情感易失控的现象。随着病情的发展，逐渐表现为淡漠、表情呆板，即使对自己的亲人也缺乏感情。如何让痴呆患者情绪稳定下来，可从以下几个方面入手。

（1）护理者要认识到情绪不稳定的表现是疾病导致的，不要强行制止，也不应指责患者，应多关心和理解患者，接受其行为。

（2）早期患者由于尚保持自身疾病的认识能力和对是非的判断能力，人格保持较为完整，因此可多与患者交流，了解患者引起情绪波动的原因。消除生理或者心理方面的有害刺激因素，改善情绪。对于中晚年患者，可以多采用转移注意力的方法，使患者很快忘了造成刺激的事情，使情绪扭转过来。

（3）护理者应为痴呆患者建立一个良好的人际关系环境和社会环境，使痴呆患者感受到关怀和尊重，减少孤独感和不安，使患者保持心情舒畅。

306. 痴呆患者打骂他人怎么办

答：家属和护理人员对痴呆患者打人、骂人要理解，不要感到不能接受、伤心，甚至愤怒。不要和痴呆患者发生争吵，可以暂时回避，或者试着换一个愉快的话题，找一些患者感兴趣的事情做，把患者的注意力转移开。必要时还可以将其带到一个安静的地方，可采取非语言性沟通的方式如触摸、握手等对他表示关心和安慰。

307. 痴呆患者经常反复问同一个问题怎么办

答：首先我们要了解患者之所以出现这种现象的原因是什么。老年痴呆患者时常出现为一件事反复问个没完没了，或是反反复复重复一句话，这极易让患者身边的人感到不耐烦。这种情况与患者记忆力下降、减退有关，同时这种情况也是患者不安情绪造成的。

我们应该怎么对待老人出现的这个情况呢？①不要责怪老人，也不要反复强调“这个问题、这一句话你已经反复问了很多遍了”。②可采取各种方式回答老人的问题，比如把问题的答案写在纸条上，让他自己去看，尽量让老人感到安心。③可把话题转移到老人感兴趣的其他事情上，或提议一起去散步等，把注意力从不停发问上转移开。

308. 如何喂痴呆患者吃药

答：痴呆的老人常常不承认自己有病，或者常因为幻觉、多疑而认为家人给的是毒药，所以他们常常拒绝服药，这就需要家人耐心说服，向患者解释，可以将药研碎拌在饭中让患者吃下。对拒绝服药的患者，一定要看着患者把药吃下，让患者张开嘴，看看是否咽下，防止患者在无人看管后将药吐掉。卧床患者、吞咽困难的患者不宜吞服药片，最好研碎后溶于水中服用。昏迷的患者要下鼻饲管，应由胃管注入药物。痴呆患者服药后常不能诉说自己的不适，家属要细心观察患者有何不良反应，及时调整给药方案。

309. 如何让痴呆老人去医院看病

答：患者接受、家人重视、正规治疗和医师的检查是非常重要的。千万不要有因老年痴呆无法治愈，就不去医院诊疗的想法。事实正好相反，痴呆患者定期去医院诊疗，在医师的指导下坚持合理用药和系统的训练是可以延缓病情发展的。阿尔茨海默病按病程可分为早中晚三期病程，一旦病情发生变化，由轻度发展为中、晚期重度认知障碍，不管对患者还是患者家庭，后果和负担都是相当严重的。

带痴呆患者去医院看病，最好事先做有计划，保证老人看病过程的顺利。①尽量安排老人在医院不大拥挤的时间或提前预约好的时间去看病。②最好安排到较熟悉患者情况的医师诊疗；如其他医师看病，应先详细地介绍患者病情。③对去医院有抵抗情绪的老人，最好不要提前告知。

310. 如何帮助痴呆患者刷牙漱口

答：痴呆患者口腔卫生通常会被忽视，造成感染，后果严重。护理人员帮助痴呆患者刷牙漱口时要注意以下方面：

（1）对于轻型的老年痴呆患者，应在其颈下围一条毛巾，然后由护理者协助患者刷牙，由牙根刷向牙尖，牙齿的内、外面和咬合面都要刷到。在帮助老年痴呆患者洗脸刷牙时，护理者应从患者的身后操作较好。护理者在前面为老年性痴呆患者洗脸刷牙，会让患者产生紧张感，心中会有排斥情绪，不利于帮助行为的顺利完成。

（2）对瘫痪、卧床不起的痴呆患者，可协助其漱口，具体方法：①患者侧卧，头侧向护理者一侧。②将干毛巾围于颈部，以防弄湿被褥；用盘或碗置于患者口角处，以便患者吐口水、漱口，让患者自己漱口、刷牙。

（3）对严重老年痴呆不会刷牙患者，要帮助患者清洗口腔，方法如下：①用冷开水或1%盐水棉球或纱布，裹食指擦洗患者口腔黏膜及牙的3个面（外面、咬合面、内面）。其手法是顺齿缝由齿根擦向齿面，再由舌面到舌根。注意防止患者咬伤手指，也可以用打湿的棉签擦洗口腔。②对清醒的患者，可让其用吸管吸入漱口水，再将漱口水吐入口角边的盆内。对于神志不清的患者，要防止他们将棉球误吸入气管，造成窒息。③揩干患者口部。④洗完后用手电筒检查口腔内部是否清洗干净，再在其嘴唇涂上蜡油或者甘油。有口腔溃疡者，可涂1%甲紫、冰硼散；有假牙患者，早饭后或者睡前取下假牙，用牙刷刷洗，冷水冲净，放冷清水中浸泡，次日早晨再替患者装上；如暂时不用假牙，可浸泡在清水中，每天换水1次。

（4）其他注意事项：①清洗口腔后擦洗患者的面部，如口唇干裂，可涂些油膏。②如患者有假牙，洗手后取下，放水杯中，用凉开水刷洗牙垢。暂时不用者，可放入凉开水中。③如有口唇炎或口唇肿胀，可用75%的酒精消毒周围皮肤，再用生理盐水或0.3%双氧水棉球清洗。也可涂以甲紫或敷以1∶5000呋喃西林溶液纱条，每日2～3次，至炎症肿胀消退为止。④如有口腔黏膜糜烂，清洁口腔后使用0.3%双氧水棉球轻轻擦洗糜烂处，再用干棉球将局部擦净，涂冰硼散每日3～4次。

311. 如何帮助痴呆患者进食

答：俗话说“老小老小”，痴呆患者逐渐出现进食困难，如同幼儿，我们可以参考以下方法帮助痴呆患者进餐：

（1）老年痴呆患者进餐时应安排专人照料。

（2）有足够的营养供应，荤菜、蔬菜、水果等多样化。

（3）多选择一些适合老年人特点的易咀嚼、易吞咽、易消化的食品。

（4）估计患者的口味，进行膳食搭配和烹调。

（5）生活不能自理者需要帮助喂水和喂饭。

（6）吞咽困难者饭菜要细软，易于消化，并预先帮助去除鱼肉的骨刺，也不宜喂大块食物，以免梗阻窒息。

（7）饮用的食品，汤水或茶水，冷热适宜，温度不可太高，以免烫伤。

（8）进食时间要合理安排，定时定量（必要时调整），以免饮食过度或者不足。

312. 如何避免卧床不起的痴呆患者肢体关节僵硬

答：痴呆晚期患者活动能力明显下降，运动减少直至卧床不起，产生躯体和智能上的废用，可引起全身各系统的功能紊乱，加重残疾或威胁生命。预防和康复的原则在于针锋相对，以动制静，使全身功能，包括体能和机能均活跃起来。家人和护理者应注意对卧床老人进行关节被动运动，不仅能预防关节痉挛，也可以维持肌肉的弹性，延缓其萎缩。被动运动必须活动到每个关节，做到各个关节轴向的全范围运动。上肢包括肩、肘、腕，下肢包括髋、膝、踝、趾等部分。活动顺序由大关节到小关节；运动幅度为屈、伸、旋等；各关节运动方向 3 ～ 5 遍，每日 1 ～ 2 次，每次在活动的极限位置停留 1 ～ 2 秒。

313. 如何改善痴呆患者便秘

答：痴呆患者本身疾病所致或药物反应都会引起便秘，痛苦至极，以下方法可以对这种情况有所改善：

（1）养成定时排便的良好习惯：一般在饭后，特别是早饭后，因肠蠕动的刺激，产生多次胃、结肠反射，因此，早饭后应鼓励患者排便。另外，每天早饭前喝一杯咖啡、茶水、蜂蜜水或者一杯冷开水，也可增加肠蠕动，刺激直肠的排便反射。用手在腹部做环状按摩，在左腹部结肠上端按摩，轻压肛门部位，也能协助排便。每天同一时间，重点使用此方法，可养成排便的习惯。

（2）鼓励患者离床活动：指导患者适当进行增强腹肌的锻炼，也有助于排便。

（3）食用一些促进排泄的食物：如食渣较多的食物及含粗纤维的蔬菜。充足的水果、果汁也能达到此作用。另外必须给予充足的水分。

314. 如何帮助痴呆患者正确上厕所

答：老年性痴呆患者也许会不知道何时需要上厕所，为何要上厕所，厕所在哪里，以及到厕所里后做什么，甚至会大小便失禁，有些患者可能是在错误的地方上厕所，这种案例比比皆是。为了避免这种情况，一方面是运用中医养生来改善老年痴呆，诚如上面我们所介绍的一些方法，另外还有一些方法可以帮助患者正确上厕所。第一，给痴呆患者制订个上厕所的时间表，并经常提醒患者上厕所的时间。第二，在厕所的门上用较大的字体加以标示，并用醒目的颜色来显示。第三，始终开着厕所的门，这样患者容易找到厕所在哪里。第四，确定上厕所时患者的衣服是容易穿脱的。第五，晚上睡觉前限制患者的饮水量。第六，在床旁准备便盆及尿盆等，以备不时之需。最后，针对一些特殊患者，可以到专科医院向医护人员或其他专家咨询以获得专业指导。

315. 训练痴呆患者上厕所的方法有哪些

答：痴呆患者大脑功能受损后，往往会出现大小便的失禁。大小便污染床单后，如不及时更换，容易造成皮疹、局部感染、尿路感染、褥疮等，可并发败血症、营养不良和贫血，给患者造成极大的痛苦，严重时甚至威胁生命。因此，痴呆患者如何上厕所，需要训练其定时小便和大便。

训练定时小便的方法：对神志清楚的痴呆患者，经常提醒他在睡前、醒后及饭前解小便 1 次，以减少泌尿系统感染的机会。晚饭后给液体量需减少，以免影响患者的休息和睡眠，但白天必须给充足的水分。若痴呆患者服用了利尿剂或吃了利尿食物，应提醒患者半小时后或更短时间排尿1次。卧床的男性患者如不能定时小便，且臀部皮肤有破损、阴茎无萎缩时，可使用外部引流装置。

训练定时大便的方法：一般在饭后，特别是早饭后，因肠蠕动的刺激，产生多次的胃、结肠反射，因此早饭后应鼓励患者排便。另外，每天早饭前喝一杯咖啡、蜂蜜水或一杯冷开水，也可以增加肠蠕动，刺激直肠的排便反射。用手在腹部做环状按摩，在左腹部结肠上端按摩，轻按肛门部位，也能协助排便。每天同一时间，重点使用此方法，可养成排便的习惯。

316. 痴呆患者大小便失禁如何护理

答：大小便失禁容易引起皮肤感染，褥疮加重。对于大小便失禁的痴呆患者，应注意保持局部清洁，经常用温水擦洗会阴部、肛门周围及大腿内侧皮肤，可撒布爽身粉，保持局部干燥。要保持床单和衣服干燥、清洁平整而无皱褶，随湿随换，及时更换污染的衣物，避免排泄物刺激引起的合并症。若肛门周围发红，则涂以氧化锌软膏，以使收敛，并用软纸或洁净的旧布把双侧臀部隔开，避免相互摩擦，加剧创面的破裂。痴呆患者的居室要适当通风，保持空气新鲜。

317. 长期卧床的痴呆患者出现咳嗽怎么办

答：减少卧床的痴呆患者咳嗽有以下做法：

（1）让老人处于半卧位或侧卧位或坐位，左手扶住老人肩膀，右手掌握成杯状，手腕微曲约150°，由外向内，由下向上，有节奏地轻轻拍打老人的背部或胸前壁。拍打时，用腕力或肘关节力，不可用掌心或掌根，力度要均匀，以老人的忍受度为准度，每次3～5分钟。通过这些拍打动作，可使患者的支气管、细支气管内痰液因振动而产生咳嗽反射，同时要鼓励老人行深呼吸或咳嗽，使痰液由小气管到大气管排出。

（2）鼓励老人多喝水，无特殊情况，每日饮水量约2000～3000mL。尤其在天气干燥的秋季，给老人多吃梨和马蹄等清肺生津的水果。

（3）指导老人做呼吸操，深吸慢呼，吸气时要深，不宜用力，呼气时将嘴收拢像吹口哨状，锻炼肺功能，增加肺活量。也可以做雾化吸入，一日两次，每次30分钟。这些都可以有效防治老年人的咳嗽现象。

318. 如何帮助卧床痴呆患者排痰

答：长期卧床的老年患者，由于体质衰弱，咳嗽费力，不利于喉咙中的黏液或浓痰咳出，往往会堵在喉咙里，长此以往，对老人的健康十分不利，容易发生呼吸道感染或诱发肺炎。可采取几种方法帮助老人排出痰液或稀释痰液以利于排出：①尽量避免老人着凉感冒。②每天定时给老人翻身或调整体位，如果老人出现咳嗽的症状，要把老人扶起来轻轻拍背，同时嘱咐其要尽量咳嗽或做深呼吸，将黏液或痰排出。③家庭护理可以因地制宜，对经常咳嗽有痰的老人进行蒸汽吸入法（雾化吸入），保护呼吸道，缓解咳嗽症状。④如果老人出现黏稠痰堵住呼吸道，导致呼吸道不畅的情况，一方面应尽快联系120将老人送至医院，另一方面尽快用干净的纱布或毛巾包住操作者的食指，尽量伸入患者咽喉部将痰液取出，或采取口对口吸痰的方法将痰液吸出。

319. 痴呆患者出现吞咽困难应注意什么

答：痴呆患者出现吞咽功能受损，要注意以下方面：

（1）家属和患者都应树立信心，只要积极地进行吞咽功能康复训练，就有可能改善，而不应轻易地依赖鼻胃管鼻饲。

（2）抓紧时机，功能训练越早，效果越好。

（3）通过患者进食、饮水、讲话进行咽喉部功能训练。要循序渐进，开始宜用滴管给口腔滴入温开水，并观察患者有无吞咽动作或呛咳，因温开水呛入肺部后对肺的刺激较菜汤、牛奶、茶水等都小，一般不会引起化学性炎症。在吞咽功能有所改善后，给予半流质饮食，如鸡蛋羹、藕粉、米糊等，既便于咽下，又不容易呛入气管。坚持一段时间后，逐渐能喝水、喝牛奶或菜汤，能吃固体食物如米饭、馒头、蔬菜等。

（4）在康复训练过程中，要耐心细致，让患者一口口地慢慢吃。

（5）开始阶段进食少，根据情况可给予静脉输液，保证足够的营养和水分供给。

（6）对于吞咽困难非常严重的患者，应送到医院，或请医务人员来家中，给患者插很细的鼻胃管，晚上灌食物后拔掉，第二天进食时再重新插，反复刺激咽喉部，训练其吞咽功能，并让患者获得所需的营养和水分。插胃管的过程中注意不要损伤患者，鼻胃管要细而柔软，应取得患者的配合。一段时间后，部分患者吞咽功能会逐渐恢复。

（7）经过各种努力，患者吞咽功能仍不能恢复者，只好长期留置鼻胃管，给予鼻饲。

（8）吞咽功能障碍的患者，口腔分泌物、食物容易呛入气管，而发生肺部感染，所以应注意口腔卫生，每日至少清洗2次。

320. 哪些患者需要鼻饲饮食

答：有些老年痴呆患者因病不愿或不能进食，或进食量不能满足生理需要，在胃肠没有重大功能障碍，消化功能允许的情况下，可插胃管采用鼻饲饮食。进食少的患者可以使用“鼻饲＋经口进食”方式。需要鼻饲饮食的患者大致有以下情况：

（1）因神经系统疾病，知觉丧失、咽反射消失、食管运动障碍吞咽困难的患者。

（2）患有严重的口腔疾病，牙齿及牙龈病变不能咀嚼者。

（3）营养消耗量大但进食少的患者如恶性肿瘤、甲亢、严重感染、放疗、化疗、大手术等。

（4）患有胃肠疾病如肠炎、胰腺炎、肝病、吸收不良综合征等，或伴功能性消化不良、抑郁厌食症患者。

（5）合并糖尿病、慢性阻塞性肺病、肾脏病、心血管病的患者，可出现胃肠动力弱，功能紊乱，需要特殊营养支持替代普通食物。

321. 如何预防吸入性肺炎

答：意识不清，或伴有食管反流症的患者容易使食物反流入气管和肺，造成肺部损害，发生吸入性肺炎。气管和肺受刺激发生水肿，继发肺炎，影响氧气交换和分泌物清除的能力，形成恶性循环，影响生命。预防吸入性肺炎方法有很多种：最主要的是坐位或半坐位进食，床头角度>30°，鼻饲者鼻饲30分钟到1小时后再恢复原来的姿势。其次，卧床者需经常翻身拍背，可下床活动者鼓励其进行功能锻炼，减少卧床时间。再次，及时判断误吸情况，通常表现为呕吐、剧烈咳嗽后憋喘、呼吸加快、发热等。一旦出现类似情况，及时送至医院治疗，避免病情加重。

322. 如何帮痴呆老人改善睡眠

答：有半数以上的痴呆患者存在睡眠问题，表现为白天睡眠增加，夜间睡眠混乱，半夜吵闹、早醒、夜间行走等，对照顾患者造成一定的困难。如果存在这样的问题，可以有下几个办法：

（1）帮助老人养成按时就寝的习惯，睡前避免观看情节激烈的电视节目或谈论让其兴奋的话题，可根据老人习惯，用饮热牛奶、泡脚、按摩、听舒缓音乐等方式助其入睡。

（2）有些患者在傍晚的时候出现急躁、激动、不耐烦等现象，称为“日落综合征”。这种情况下应在白天鼓励患者参加一定量活动，或轻微体力劳动，减少白天打瞌睡的机会。

（3）下午开始限制咖啡和茶等兴奋性饮料的摄入，以温开水为主，夜间不要喝太多水，以免起夜影响睡眠质量。

（4）有些痴呆患者时间分辨不清，夜间周围环境的黑暗与安静容易使其感到不安，可以在墙角、走廊、洗手间等地方安装柔和的夜灯，减轻其恐惧感，并尽量有人陪伴。

（5）如果老人半夜醒来吵闹，不要呵斥或突然打开很亮的灯，以免其受刺激清醒无法入睡。可以开柔和的灯光，轻声解释晚上时间应安静睡眠，或者陪其聊聊天或室内走走，使其感到安心，安抚其入睡。

（6）注意将通往户外门窗锁好，以免老人半夜外出走失。

323. 如何预防痴呆患者患感冒、肺炎、消化不良等疾病

答：预防老年痴呆患者患上感冒、肺炎、消化不良、营养不良、压疮等疾病，重要的就是提高痴呆患者的抵抗力、增强免疫力。中医上也有“治未病”之说，即预防疾病的意思，它包括了未病先治和既病防变两个方面。痴呆患者因为年老体衰、脏器衰败，正气抗邪能力差，并且自理及自我调节能力差，所以容易患上以上疾病。而患病后患者病情经常缠绵难愈，所以预防，就是“治未病”尤为重要。在预防上，应该从衣食住行生活的点点滴滴开始。在饮食上面，应该保证患者的营养，还要根据四季调整饮食，适当运用药膳、药茶；在睡眠方面，应该保证睡眠，并规律睡眠；在运动上，应该适当运动，如太极拳、散步等；在护理方面，患者家属应该多与患者进行鼓励性沟通。最后有些患者长期卧床，应该定期翻身、拍背，多晒太阳。

324. 如何帮助痴呆患者维持良好个人卫生习惯

答：痴呆患者病程后期会出现记忆力下降、认知障碍、精神症状，以及到后期出现神经系统症状如行走持物不稳等，常常因为自我护理能力下降或丧失而导致褥疮、骨折、肺炎、营养不良等发展为躯体疾病或各脏器衰竭最后死亡。对于减少及预防这些症状出现的一个重要手段是培养痴呆患者良好的个人卫生习惯，而要培养这些习惯重要的不是医师所开的药物，而是家人们对痴呆患者的照顾以及指导。第一，家属应该多与患者交流，鼓励患者参加社会活动，多与朋友交流。第二，带领患者干些家务，督促患者自己料理生活，如买菜、做饭、打扫卫生等。第三，饮食上三餐要有规律。第四，睡眠上要让患者规律休息，白天时应减少睡眠，尽量在晚上休息。第五，还要注意心理调护，密切观察患者精神状态。痴呆患者良好生活习惯的培养全凭家人的努力。

325. 如何帮助痴呆患者提高生活自理能力

答：老年性痴呆并不意味着患者的生活自理能力已经完全丧失，事事都需要别人的照顾。其生活能力的衰退不是突然出现的，而是有一个逐渐发展和加重的过程。如果对患者的期望过高，就会产生挫折感和焦虑感；相反，如果期望值太低，低估了患者的自理能力，而事事包办，不让患者自己动手，在心理上会使患者失去许多成功的喜悦和自尊感，在能力上会使其过早、过多地丧失其本来较好的生活技能，导致过分依赖、附加残疾或过度照顾残疾的发生，增加了照料者的工作负担。因此，维持患者生活能力的独立，是非常必要的，而且尽量让独立生活的时间愈长愈好，同时在整个过程中，尽量维持患者的自尊，并减少对他人的依赖。不要给予过度的照顾，这反而会使患者过早地依赖他人，过早地丧失其本来尚保持的功能。要处理好对患者进行适当地帮助和鼓励患者尽可能自己做的关系，有时是很困难和很复杂的。关键的问题是患者的家属将会面临着一个巨大的挑战：随时了解、把握和评估患者基本生活技能的水平。因为在正常情况下，患者每天的生活自理能力存在一定的波动性。好的时候，其表现可能比平时任何时候都要好，而糟的时候，连平时完全可以自己完成的事情也需要别人的帮助。这种波动是难以预料的，因此有时会遇到意想不到的挫折和困难，这要求照料者要不断地去适应这种情况，而且还要有极大的耐心和容忍。

326. 如何帮助痴呆患者调节情绪

答：由于精神因素与老年性痴呆关系密切，所以，做好老年痴呆患者的心理情绪护理尤为重要，这里的情绪包括：易激惹、淡漠、固执、有攻击性、抑郁、焦虑、欣快、妄想以及幻觉等。

首先，要注意尊重患者。对老年痴呆患者发生的一些精神症状和性格变化，如猜疑、自私、幻觉、妄想，家人应理解是由疾病所致，要理解、宽容，给予爱心。用诚恳的态度对待患者，耐心听取患者的诉说，对于患者的唠叨不要横加阻挡或指责。尽量满足其合理要求，有些不能满足应耐心解说，切忌使用伤害感情或损害患者自尊心的语言和行为，使之受到心理伤害，产生低落情绪，甚至发生攻击性行为。更不能因为患者固执、摔打东西而对其进行人格侮辱，或采用关、锁的方法来处理。鼓励患者，增强其战胜疾病的信心，有针对性地掌握患者的心理状态，然后有计划、有目的地与患者个别交谈，解决其思想上的问题，注意掌握一定的谈话技巧，使其消除不必要的思想顾虑，以促进疾病的稳定与缓解。

其次，病情观察与特别护理。老年痴呆患者早期除了具有记忆力减退、反应迟钝、行动缓慢等一般精神衰老的表现以外，个性改变是最常见和最引人注目的症状，如患者变得孤僻、自私、冷淡、情绪不稳、活动减少、睡眠障碍等。通过发现这些早期精神异常现象，可以及时进行医治，以避免病情进一步发展。对于意识障碍且处于兴奋状态者，要观察其有无发烧、尿潴留等异常，及时予以解除。对患者的某些反应要求，要给予一定的重视，不要都看成是胡言乱语而不予以理睬。对于有冲动、伤人、自伤、逃跑等病态行为，要提高警惕，注意防范，专人照管，尤其对有自杀或逃跑企图的患者要严加防备，进行精神安慰，不要责备，以免增加对立情绪。

再次，家中剪刀、绳子、火柴、灭鼠药等要收藏好，以免发生意外。对有严重特殊行为或病情不稳的患者，尽量避免其外出活动，必要时可住院治疗。

327. 如何帮助痴呆患者提高认知能力

答：痴呆患者的认知障碍随着病情进展逐渐出现，表现为掌握新知识、熟练运用及社交能力下降，并随时间的推移而加重。严重时出现定向力障碍，先出现时间再出现空间定向力障碍，此时痴呆患者经常迷路，甚至忘记自己非常熟悉的环境。要提高及改善患者的认知能力，首先家属应该让痴呆患者与自己的朋友多接触，可以一起回忆往事，这样也可以锻炼患者的交际能力及表达能力，有助于患者融入社会。第二，家属应该多关心患者，多与患者沟通，了解患者的情绪，帮助患者有计划地进行认知功能训练。第三，让患者融入现实，让患者适当看看电视，多出去转转，让老人的视野和头脑也能与时代同步。第四，就是饮食的调理。

328. 如何帮助痴呆患者提高理解能力

答：痴呆患者要提高理解力，一方面是对痴呆疾病的治疗，延缓病情的进展，以及服用神经保护药物，例如胞磷胆碱等。另一方面是对痴呆患者的护理。具体做法如下：第一，让患者多回忆往事。第二，增加与患者的交流，交流时应心平气和，回答要简单而认真，不要过于繁琐，更不要敷衍了事。第三，仍然有自理能力的痴呆患者还可以配合各种功能锻炼、智能训练以及中医的养生调理等。

329. 如何帮助痴呆患者回忆往事

答：家是幸福的港湾，而对于老人来说，更是充满回忆的地方，所以我们应该利用这一点。我们可以在卧室内悬挂个人以及夫妻的照片，上面都有一些曾经经历过的往事，以反复提醒老人是谁住在这卧室里。另外在大厅可以悬挂与亲朋好友的合照，让他们感受到他人的关爱。如果在吃饭的时候和老人聊聊过去的事，对他们回忆过去都有一定的帮助。此外，在屋内的每个房门上用不同图片或照片来分区；在老人使用的电话上设置或粘贴上亲朋好友的图片，这些都可以帮助患者找回记忆。不过要尽量避免回忆伤心事。老人都有成就感，让他们多讲述那些“过五关、斩六将”的趣事，这样才能使他们的思维活跃，用乐观的情绪驱赶哀伤和忧郁。如果让其孤独自处，憋闷终日，那只能加速痴呆的发展。

330. 如何对痴呆患者及家属进行宣教

答：医护人员向痴呆患者及家属进行宣教的内容主要包括：什么是痴呆？痴呆有没有办法治疗？患痴呆了要怎么办？如何配合检查治疗？生活上的注意事项有什么？

痴呆是由于脑功能障碍所致的获得性、持续性智能损害综合征，并在以下精神活动领域中至少有三项受损：语言、记忆力、视空间、情感或人格以及认知功能（计算、概括能力与判断力）的障碍。通常具有慢性，6个月以上和进行性的特点。痴呆是慢性进展性致残性疾病，老年人高发，早起难发现，诊疗现状极差，对家庭和社会的影响巨大。痴呆不能被治愈，但是可以延缓疾病的进展程度、提高生活质量、延长寿命。在出现以上症状时应及早就医，早诊断早治疗。其次就是在正规医院诊断痴呆后应规范、综合及长期治疗，这里的规范不仅仅是用药的规范还有就是家庭及生活护理上的规范治疗，对于较为严重的患者还应该予预防并发症的治疗，预防肺部感染、泌尿系感染以及压疮等，而这都是一个长期的过程，直至患者死亡，所以需要患者、家属以及医护人员一起携手对抗痴呆。痴呆患者在生活上一定是靠家人的支持与关爱，及早发现老年患者的改变，及早就医，及早治疗。

331. 痴呆患者需要定期体检吗

答：答案是肯定的。痴呆患者大多都属老年患者，应该定期对自身的健康情况有一个清楚的认识。一方面可以早发现疾病早干预治疗；另一方面可以及时调整痴呆的治疗方案，以及对之后的养生也起到至关重要的作用，可以指导平时的衣食住行等；最后，是获得自身健康情况后对痴呆患者的心理也有一定的调节作用。而需要体检的内容包括常规体检中的血、尿、大便常规、肝肾功能、血脂等常规体检项目以外，还有重要的一项是脑血管方面的检查，像头颅 CTA。头颅 CTA，它可以了解大脑的血管情况，以及脑部实质情况。因为有一部分痴呆患者是血管性痴呆，血管痴呆的患者通过改善血管情况，保护脑神经，以及预防脑血管意外的发生是可以治疗的，所以定期检查是非常有必要的。

332. 如何帮助痴呆患者树立信心

答：首先，要尊重患者，对痴呆患者发生的一些精神症状和性格变化，如猜疑、自私、幻觉、妄想，家人应理解，宽容，给予爱心。用诚恳的态度对待患者，耐心听患者诉说，对于患者的唠叨不要横加阻挡或指责。尽量满足其合理要求，不能满足的应耐心解说，切忌使用伤害感情或损害患者自尊心的语言和行为。不能因为患者固执、摔打东西而对其进行人格侮辱，或采用关、锁的方法来处理。

其次，鼓励患者，增强其战胜疾病的信心，有针对性地掌握患者的心理状态，有计划、有目的地与患者个别交谈，解决其思想上的问题，掌握一定的谈话技巧，消除其不必要的思想顾虑，以促进疾病的稳定。让患者逐渐对医生产生信任，医生可定期对患者进行一对一的心理治疗。

最后，单纯的护理是不够的，需要配合药物治疗，要鼓励患者配合药物治疗。